Candidiasis,
tu amiga del alma

Cala H. Cervera
nutricionista ortomolecular

Candidiasis,
tu amiga del alma

alternativas

ROBIN
BOOK

© 2018, Cala H. Cervera Esteban
© 2018, Redbook Ediciones, s. l., Barcelona

Diseño de cubierta: Regina Richling
Diseño de interior: Grafime

ISBN: 978-84-9917-534-8
Depósito legal: B-17.966-2018

Impreso por Sagrafic, Pasaje Carsi 6, 08025 Barcelona
Impreso en España - *Printed in Spain*

Gracias…

A mis padres y hermano, por ser mis pilares y hacerme sentir tan querida.

A todas las personas que os habéis tratado en mi consulta por enseñarme tanto.

A Paksha Evangelista, mi terapeuta, por darme la mano y acompañarme a mi interior con tanto cariño.

A Martha Bolívar, mi gran amiga y colega, por tu preciosa amistad, generosidad y tus consejos sobre este libro.

A mi querido amigo Pere Elías, por cuidarme en la montaña y hacerme la vida mucho más fácil… y por tu bondad.

A Luis Mata, mi amigo y asesor en tecnología, por introducirme al mundo del Mac.

Al Dr. Joaquín Andermatten, amigo y neurocirujano, por tu disponibilidad ante mis dudas técnicas durante la escritura de este libro y especialmente por nuestra bonita amistad que fue creciendo en casa de Oma.

A Martí Pallàs, mi editor, por confiar en mí, por tu paciencia a la espera de este libro y por calmar mis inseguridades.

A todos vosotros os dedico este libro.

Nota de la autora

El contenido de este libro es puramente informativo. No debe interpretarse como sustitución del tratamiento de un terapeuta o médico. La autora queda exenta de responsabilidades ante cualquier problema de salud que pueda derivarse de la aplicación incorrecta, sin asesoramiento profesional, de los consejos recomendados en este libro.

A pesar de nombrar marcas, no recibo comisiones, ni ningún tipo de beneficio por parte de las compañías que fabrican dichos productos.

Índice

EL TRATAMIENTO EN 5 FASES

Prólogo

Poco sabíamos de la nutrición ortomolecular y del manejo nutricional y ortomolecular de la candidiasis, antes de leer los primeros libros de Cala Cervera. Estos libros para mí y para muchos otros colegas, se convirtieron en piezas clave de una biblioteca difícil de alimentar con buenos títulos en castellano que, como estos, se convirtieran en apoyo y consulta frecuente para nuestras terapias.

Hace ocho años encontré en una tienda de suplementos nutricionales su primer libro sobre la candidiasis y al ojearlo me di cuenta de que era una joya que me iba a servir muchísimo en mi formación como nutricionista integrativa y ortomolecular. Así que llamé a su consulta motivada por conocerla y saber más de quien para mí resultaba una persona brillante y enigmática que sin duda tenía mucho más que enseñarme. No me equivoqué. Sólo en los 3 minutos de conversación telefónica me di cuenta de que la autora de aquel libro era una persona brillante, además de un ser humano excepcional, inteligente, profundo y a la vez una mujer simpática y divertida.

Desde aquella tarde en que nos reunimos, sentadas en el sofá de su casa, hablando tanto de vitaminas, parejas, planes, experiencias, ¡de la vida!, entre risas y mucha complicidad, hemos construido nuestra amistad.

Durante estos años han pasado muchas cosas en la vida de las dos y quizás su decisión de marcharse a vivir a la montaña para centrase en la escritura de este libro, ha sido la que más me ha impactado. Desde entonces Cala no ha parado de evolucionar de forma acelerada como persona, como mujer, como escritora y como terapeuta. Ha encontrado allí esa coherencia que tanto nos hace falta y que tanto nos transmite en estos breves y a la vez profundos capítulos que parece que haya tejido sin descuidar puntada, de forma tan magistral que en ningún momento se pierde el hilo entre lo técnico-científico y lo emocional. Capítulos que habrá que leer y releer pues cuanto más lo haces más notas el sentido que tienen y el poder de estas palabras sobre lo próximo que quieres hacer para estar mejor.

Este libro no es sólo una guía sobre cómo curar la candidiasis. Con seguridad este libro puede ser la clave para que consigas volver a creer en ti mismo, a creer en el poder de estar sano y consigas hacer los cambios en tu vida que te devuelvan la coherencia entre lo que piensas, dices y haces con tu vida. De esta forma no sólo la candidiasis sino muchos otros problemas asociados a malos hábitos de alimentación y a un estilo de vida que no tiene nada que ver con lo que la naturaleza nos ha dado, podrán ser resueltos.

Al leerlo no sólo encontrarás las claves terapéuticas de un protocolo perfeccionado contra la candidiasis, sino que invita a que seas tú el protagonista del camino hacia la reconexión con tu propia salud. Te acompaña de principio a fin explicando con casos reales el uso de las herramientas que te ayudarán a conectar nuevamente con el poder que poseemos los seres humanos para la autocuración.

Al terminarlo entenderás el significado completo y complejo de la palabra Salud. Entenderás que somos mucho más que bioquímica, que tus pensamientos, creencias y emociones también son parte de ese complejo entramado bioquímico y que sólo transformando el alimento físico y mental puedes transformar tus síntomas en llamadas de atención para recuperar tu bienestar.

En *Candidiasis, tu amiga del alma*, Cala se apoya y se desprende de la ciencia desvelando la profundidad de sus aprendizajes acumulados durante años, conectando a un nivel más profundo con sus pacientes.

Tratando personas, no síntomas, personas y no cándidas, Cala consigue las claves de un tratamiento holístico y definitivo y es capaz de plasmarlo de forma sencilla, elocuente y con la coherencia de quien vive día a día lo mismo que nos recomienda.

Capítulo a capítulo te sumerge en la profunda y necesaria reflexión de recuperarte a ti mismo, como primer paso para recuperar la Salud, aquello que define como un valor inherente al ser humano que se aleja cuando te alejas de ti mismo entrando en una espiral adictiva de malas elecciones de alimentos, estilo de vida, pensamientos y creencias que finalmente y con el tiempo se transforman en síntomas que da igual lo que sean, son sólo sonidos de alarma interior para que sincronices de nuevo con el centro de tu existencia.

Cuando termines de leer este libro puede ser que algo muy importante cambie en ti. Como paciente tomarás decisiones importantes a nivel personal, familiar, pareja o trabajo, y como terapeuta le darás un nuevo enfoque a tus tratamientos, incorporando nuevas herramientas que hasta ahora no habías considerado. Hay algo que sí puedo garantizarte, y es que después de leer este libro, hacer una dieta o tomar un suplemento, no será la estrategia principal para cambiar tu vida o la de tus pacientes.

Martha Bolívar Durán
Nutricionista Integrativa
Psiconeuroinmunóloga

Introducción

Durante muchos años tuve el sueño de vivir en la montaña y escribir un libro junto a una chimenea. Era un sueño romántico y precioso de imaginar pero, en el fondo, nunca lo creí posible.

Me parecía inviable trabajar como terapeuta en la cima de una montaña y totalmente impensable vivir alejada de mi zona de confort, familia y amigos. Un día me di cuenta de que esos pensamientos eran únicamente creencias limitantes, que una creencia es sólo un pensamiento repetido infinidad de veces, y que estaba en mis manos, o mejor dicho en mi mente, cambiar de creencia. A partir de ese momento se me abrieron un sinfín de posibilidades para irme a vivir a la montaña.

Nunca antes había utilizado Skype, ni siquiera sabía lo que era, pero llegó a mí como la gran solución al tema laboral. ¿Por qué no trabajar por videoconferencia? Abrí una consulta *online* para probar y estuve cinco meses observando los pros y los contras. Me fascinó la experiencia. No sólo permitía a personas que vivían lejos acceder a la consulta sino que yo podía acceder al mundo de esas personas. Entré en sus casas, conocí a sus familias, mascotas, entorno. Me di cuenta de lo cómodo que resultaba trabajar así, tanto para ellas como para mí. De esta manera, con mi consulta a cuestas, muerta de miedo y, a la vez, entusiasmada, dejé Barcelona y me fui a vivir mi sueño.

El primer año me dediqué a trabajar y a caminar. Recorrí todos los alrededores. Descubrí senderos, ermitas, riachuelos. Caminé diariamente kilómetros y kilómetros, lloviera, nevara, hiciera sol o viento.

Durante esas maravillosas caminatas se ha estado gestando este libro. Caminar por estas montañas ha ido limpiando mi mente. Después de tantos años de ciudad, la mente se empaña de ruido. Un ruido que ya no se oye, forma parte de uno mismo. Cuando pasas días, semanas y meses en silencio y comienzas a calmar la mente, te das cuenta de lo que realmente habita dentro de ella. Así pude identificar mucho mejor lo que necesitaba trabajar de mí misma y con la ayuda de mi terapeuta de Lectura Corporal, Paksha Evangelista, hice (y sigo haciendo) un trabajo personal muy profundo.

Comencé a ver las cosas de otra manera y eso se reflejó en mi forma de trabajar. Mi visión de la salud y enfermedad cambió. Me di cuenta, observando mi entorno natural, que la salud es algo intrínseco en los seres vivos, es nuestra esencia, y como tal no la podemos perder aunque estemos enfermos. Lo que sentimos cuando nos encontramos mal no es la pérdida de la salud sino el alejamiento de esta.

Por eso la candidiasis es tu amiga del alma. Es la que te avisa de que estás distanciándote de ti, ya sea a través de hábitos de vida que te dañan y/o a través de pensamientos y creencias que te limitan. Ese distanciamiento o desenraizamiento de ti mismo/a es la enfermedad, y, si le pones conciencia, es tu oportunidad para conocerte y entenderte mejor y para avanzar en tu vida.

Mi anterior libro sobre la candidiasis lo enfoqué desde

un punto de vista científico y técnico. Todo su contenido sigue siendo actual a pesar de los años que han pasado: las cándidas se siguen comportando igual y la alteración bioquímica que provocan sigue siendo la misma. Por ese motivo, si fuiste lector/a del anterior libro verás que algunas partes técnicas no han variado. Sin embargo, en este nuevo libro encontrarás mucha información actual que he ido aprendiendo en las miles de horas en consulta durante estos 15 años.

Mi deseo con este libro es poderte ayudar a que descubras qué áreas de tu vida están contribuyendo a tu malestar: qué adicciones alimentarias tienes, qué rutinas de vida llevas y con qué tipo de creencias y limitaciones convives. A la vez te explico paso a paso y de forma muy detallada las cinco fases en las que divido el tratamiento. Encontrarás la dieta antifúngica actualizada, la incorporación de la vitamina D y otros nuevos suplementos, la importancia del ejercicio y el descanso, nuevos probióticos, la influencia de la mente en el cuerpo, cómo puedes usar tu pensamiento para sentirte mejor, el masaje de cepillado en seco para ayudarte a desintoxicar y consejos varios para hacerte el proceso mucho más fácil.

Conforme vayas haciendo cambios y mejorando, verás que el tratamiento se va haciendo cada vez más fácil de llevar. El objetivo no es únicamente que te recuperes sino que integres los cambios de tal manera que pasen a formar parte de tu vida.

En estos años en la montaña he visto tormentas arrasar e inundar los campos y nevar dejando a la tierra completamente aislada del sol durante meses y, sin embargo, la vida siempre acaba asomando de nuevo. ¿Has visto alguna vez brotar una flor entre los adoquines de una ciudad? Esa es la fuerza de la vida… es la misma fuerza que está en ti. Es tu salud. Aunque en este momento te encuentres mal, no la has perdido. Cierra los ojos y siéntela. Después deja que te acompañe durante la lectura de este libro.

Pirineo, primavera 2018.

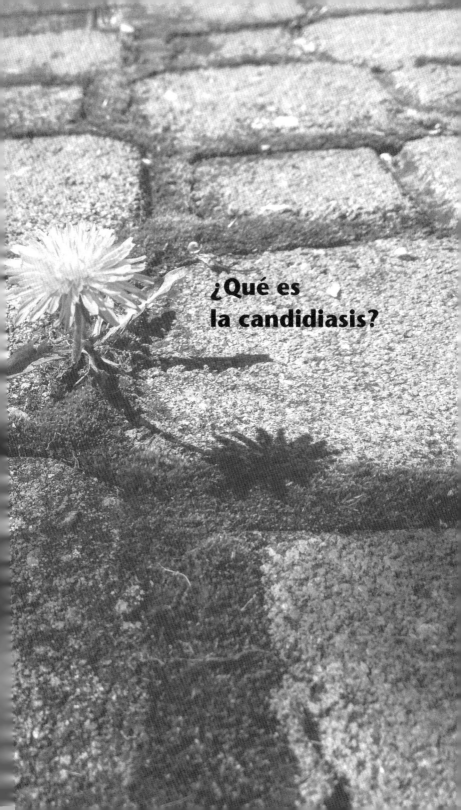

¿Qué es
la candidiasis?

La candidiasis es una infección que te puede cambiar la vida, para bien. Es una gran aliada con mucha información útil sobre ti.

Es el aviso que te indica que te estás alejando de tu estado natural de salud y bienestar. La oportunidad de coger de nuevo las riendas de tu vida.

No hay dos candidiasis iguales, al igual que no hay dos personas iguales, por eso en este libro, a pesar de enfocar el tema en términos generales, mi objetivo y deseo es que puedas extraer un mensaje único para ti.

Es importante que leas este capítulo como algo meramente informativo. Esto es sólo la parte técnica y científica de la candidiasis. Sin embargo, eres más que un cuerpo afectado por una infección. Tienes un arsenal maravilloso de recursos en ti mismo/a para superarla, y mejorar física y emocionalmente gracias a ella.

Aunque este capítulo te pueda parecer desalentador, créeme, no lo es. Lo que vas a leer es cómo esta infección puede afectar a nivel bioquímico pero, por supuesto, ni a todo el mundo le afecta de la misma forma, ni todo el mundo tiene, necesariamente, el mismo desarrollo de la infección. Lo que sí es común en todas las personas con candidiasis es la capacidad innata de recuperarse y aprender de ella.

Desde el momento que has escogido leer este libro, es que algo dentro de ti está latiendo con fuerza. Es tu salud deseando que vuelvas a creer en ella.

Te invito a que leas este capítulo con una actitud curiosa y muy positiva.

Científicamente hablando, la candidiasis es una infección causada por una o varias especies del microorganismo cándida.

Existen alrededor de 150 especies de candidas. La más común es la *Candida Albicans*, pero también es fácil encontrar casos de personas con *Candida Glabrata*, *Parapsilosis*, *Tropicalis*, por mencionar las más comunes. No importa qué tipo de candidiasis sufras, el enfoque es el mismo. Tampoco varía el tratamiento si la infección se encuentra en el intestino, uñas, piel, vejiga, próstata, genitales o cualquier otra parte del cuerpo.

Las cándidas son unas levaduras presentes en nuestro organismo. Se encuentran, principalmente, en la piel, y aparato digestivo y genitourinario. Su función es mantener un equilibrio en nuestro pH, ayudarnos a absorber nutrientes adecuadamente, protegernos de infecciones intestinales y de metales pesados, y degradar restos de carbohidratos mal digeridos.

El sistema inmunitario y la flora intestinal y vaginal son los principales encargados de que estas levaduras vivan en perfecta armonía en nuestro organismo. Sin embargo, debido a diversos factores (que veremos más adelante), estas levaduras pueden dejar de ser inofensivas y transformarse en micelios micóticos u hongos, causando una candidiasis.

Sus síntomas

Los síntomas más comunes de la candidiasis son:

- Deseos de comer carbohidratos
- Intolerancia al humo de los cigarrillos, perfumes y productos químicos como lejía y ambientadores
- Fatiga o somnolencia
- Depresión
- Mala memoria
- Sensación de irrealidad o de estar flotando
- Incapacidad para tomar decisiones
- Sensación de quemazón, hormigueo o entumecimiento
- Dolor de cabeza o migraña
- Dolor muscular
- Debilidad muscular o parálisis
- Dolor o inflamación de las articulaciones
- Dolor abdominal
- Estreñimiento y/o diarrea
- Distensión abdominal o gases
- Quemazón, picor o flujo vaginal
- Falta de deseo sexual
- Irregularidades menstruales o dolor menstrual
- Tensión premenstrual
- Ataques de ansiedad o llanto
- Manos y pies fríos
- Irritabilidad
- Incapacidad para concentrarse
- Cambios de humor frecuentes
- Insomnio
- Mareo o pérdida del equilibrio

- Sensación de presión en los oídos
- Picores o sarpullidos
- Entumecimiento u hormigueo
- Indigestión o acidez
- Intolerancia a ciertos alimentos
- Mucosidad en las heces
- Picor anal
- Boca o garganta seca
- Ronchas o costras en la boca
- Mal aliento
- Persistente mal olor corporal que no desaparece al lavarse
- Congestión nasal
- Picor nasal
- Dolor de garganta
- Laringitis, afonía
- Tos o bronquitis recurrente
- Dolor o presión en el pecho
- Ahogo o dificultad al respirar
- Necesidad frecuente de orinar
- Puntos en la visión
- Picor o sensación de quemazón en los ojos u ojos llorosos
- Frecuentes infecciones de oído o supuración de oídos.

Aunque se puede sufrir de una candidiasis vaginal, oral o de uñas únicamente, en mi experiencia clínica, el origen suele ser intestinal. Normalmente, si la persona mira atrás, puede recordar síntomas intestinales previos a la aparición de los hongos.

Aquí está la clave de esta enfermedad. Cuando una persona sufre de candidiasis intestinal la gama de sus síntomas será mayor y su salud se verá mucho más comprometida que una persona con candidiasis focalizada únicamente en la vagina. Esto es debido a que la mayor parte de la digestión y absorción ocurre en el intestino delgado. Aquí se producen enzimas digestivas, jugos gástricos y fluido alcalino que permiten la digestión, a la vez que las vellosidades intestinales permiten la absorción de lo digerido. No sólo esto, una función muy importante del intestino a la hora de absorber es saber qué es lo que puede entrar a la sangre y qué es lo que no. Digamos que el intestino delgado no sólo ayuda a digerir y a absorber sino también a escoger lo que es absorbido.

Cuando las cándidas intestinales dejan de ser inofensivas levaduras y pasan a ser hongos, desarrollan rizoides (o raíces muy largas) que invaden la mucosa intestinal. Esta inflamación permeabiliza el intestino y es cuando se forma una bola de nieve de síntomas, descritos anteriormente.

En el intestino delgado, las células tienen unos receptores por donde se absorben los nutrientes a la sangre. Sin embargo, cuando el intestino está inflamado estos receptores quedan dañados impidiendo la absorción de nutrientes. Esto puede causar desnutrición celular. A pesar de comer cantidades adecuadas, de comer muy sano, y de tomar muchos suplementos nutricionales, si el intestino está inflamado y dañado no absorberemos los nutrientes necesarios para nuestra salud. Por el contrario, a través de esta inflamación se colarán todas esas sustancias que no deberían entrar en sangre y que un intestino sano impediría absorber como son metales pesados, pesticidas, químicos utilizados en la industria de la alimentación, productos de desecho de microorganismos, etc.

La combinación de toxicidad junto con una falta de nutrientes (importantes, entre muchas otras cosas, para ayudar a que el hígado desintoxique) es más que suficiente para hacerte sentir fatal. Sin embargo, a pesar de las visitas al médico, no logras tener un diagnóstico. El motivo es porque la toxicidad no se valora con pruebas médicas, ni tampoco la deficiencia nutricional celular. Los análisis de sangre pueden indicar que el nivel de vitaminas y minerales es correcto pero esto no refleja que las células estén recibiendo esos nutrientes para mantenerse sanas. Por hacer una comparación sencilla y gráfica, puede haber un río caudaloso (la sangre), con una corriente de agua extraordinaria (los nutrientes), pero si las tuberías que conducen el agua del río a los campos están bloqueadas, esta no llegará y la tierra (la célula) se secará y enfermará.

El caso del acetaldehído

Este es sólo el principio de una larga cadena de eventos. Las cándidas en estado micótico (en forma de hongos) pueden producir 79 productos tóxicos diferentes. Uno de los más tóxicos es el acetaldehído. Según expertos en la materia como Sherry Rogers y otros investigadores, el acetaldehído favorece la formación de adrenalina, causando síntomas como taquicardias, sofocos, pánico, miedo. También interfiere en algunos receptores de la acetilcolina (un neurotransmisor) afectando la memoria y la transmisión de información entre nervios y músculos.

El acetaldehído también aumenta los niveles de histamina. Esta es una sustancia que en exceso aumenta la inflamación general del organismo, además de producir dolores de cabeza, pensamientos obsesivos, ansiedad, alergias, picores, diarreas, hipotensión, por mencionar unos cuantos.

Este químico interfiere con la actividad de ciertas enzimas metabólicas, como las delta 5 desaturasa y las delta 6 desaturasa, importantes para la formación de prostaglandinas con funciones antiinflamatorias.

El acetaldehído también es responsable de la destrucción de la vitamina B6. Un nutriente muy importante para la salud porque forma parte de la mayoría de procesos metabólicos del organismo. También destruye el glutatión y la cisteína (sustancias que favorecen la desintoxicación) y puede reaccionar con la dopamina, un neurotransmisor cuya deficiencia puede causar depresión, insomnio, incapacidad de respuesta ante el estrés, e incluso, la enfermedad de Parkinson.

Otro efecto de esta infección es que las cándidas pueden encajar en los receptores hormonales de las células compitiendo con hormonas. El problema es que pueden imitar a las hormonas pero no pueden llevar a cabo las funciones de estas. Las cándidas también pueden crear receptores de nuestras propias hormonas en sus superficies. Esta intromisión en el sistema hormonal puede causar un bloqueo y desequilibrio dando como resultado síntomas como el síndrome premenstrual (hinchazón, dolor de pechos, cansancio, dolores de cabeza, cambios de humor…), infertilidad, miomas, endometriosis, entre otros.

Algunas cándidas producen la enzima tiaminosa que destruye la vitamina B1. La deficiencia de esta vitamina puede causar síntomas como dolor muscular, dolor de ojos, irritabilidad, poca concentración, falta de memoria, dolor de estómago, estreñimiento, hormigueo de las manos y taquicardia.

La candidiasis, por otro lado, también impide la conversión de la vitamina B6 en su forma activa, piridoxal-5-fosfato, pudiendo causar síntomas como retención de líquido, depresión, nerviosismo, temblores musculares, calambres, falta de energía y piel seca.

Las personas con candidiasis tienen una fábrica de alcohol en sus intestinos. Al igual que en las bodegas de vino se mezcla levadura y azúcar para producir alcohol, de la misma manera cuando en el intestino hay un exceso de levaduras y se les da azúcar a través de la alimentación, estas producen alcohol, mareando a la persona, haciéndola sentir con resaca al día siguiente, intoxicando al hígado de la misma manera que si hubiera pasado una noche de fiesta.

Fases de desintoxicación del hígado

Debido al grado de toxicidad en el que se encuentra la persona con candidiasis, el hígado tiene que filtrar una gran cantidad de químicos y toxinas. Este órgano dispone de dos fases de desintoxicación: la Fase 1 y la Fase 2. En la primera fase, llevada a cabo por una serie de enzimas conocidas como P-450, en realidad no se eliminan las sustancias tóxicas, sino que se las prepara para ser degradadas y eliminadas. Para que esta fase se lleve a cabo, son de vital importancia los minerales zinc, cobre y magnesio, además de las vitaminas B2, B6, B12 y ácido fólico. En esta fase de preparación las propias sustancias que han de degradarse y eliminarse se convierten, temporalmente, en sustancias muy tóxicas.

Por otro lado, la Fase 2 es donde estas sustancias altamente tóxicas son unidas a ciertos nutrientes, como el glutatión, azufre y glicina, para ser desintoxicadas. Sin embargo, como ya has visto, las cándidas pueden producir inflamación intestinal impidiendo la absorción de nutrientes y, por otro aparte, pueden destruir la vitamina B6 y el glutatión, ambos nutrientes vitales para las dos fases de desintoxicación del hígado.

Este fallo en la desintoxicación del hígado hace que la persona con candidiasis se sienta tóxica y que no soporte estar en contacto con perfumes, humos u otros químicos.

Así pues, cuando hablamos de candidiasis no sólo nos estamos refiriendo a un crecimiento de hongos en el organismo sino también a una desnutrición celular, inflamación generalizada, un inmenso trabajo y desgaste del sistema inmunitario con su consiguiente bajada de defensas, y un exceso de toxicidad que abruma a los órganos de desintoxicación como hígado, riñones y piel... no es de extrañar que una persona con candidiasis desde hace años, sufra una gran cantidad de síntomas.

Tampoco es de extrañar que alguien con dicho desequilibrio en su organismo, se desespere cuando no encuentra explicación a sus síntomas en las consultas médicas. Todos estos desequilibrios no se manifiestan en análisis, ni en colonoscopias, ecografías, radiografías... He visto muchos análisis de sangre perfectos de personas con severa sintomatología de candidiasis. Lo que la medicina convencional considera niveles normales de vitaminas y minerales se aleja de lo que el organismo realmente necesita para sentirse óptimo.

En la Segunda Guerra Mundial, debido a la escasez de alimentos, se tuvo que determinar un mínimo de nutrientes necesarios para no desarrollar enfermedades como escorbuto, pelagra y otras enfermedades relacionadas con la desnutrición. La repartición de comida para cada ciudadano debía mantener estos niveles mínimos, con el fin de que no desarrollara esas enfermedades. Estos niveles, aunque se van revisando, siguen siendo bajos y son los recomendados por la ley como «Cantidad Diaria Recomendada» (CDR) que aparece en los botes de vitaminas y minerales. Una cosa es no desarrollar una enfermedad como el escorbuto por falta de vitamina C y otra es sentirse óptimo, o incluso disponer de unas «despensas» nutricionales para enfrentarse a los baches de la vida, como una gripe o una candidiasis o un periodo largo de estrés.

Por lo tanto, cuando en un análisis de sangre aparece un nivel «normal» de algún nutriente (sea vitamina o mineral), no significa que ese nivel sea el adecuado. Tampoco cuando un nutriente sale en exceso en un análisis significa que realmente esté en exceso, puede ser que ese nivel elevado sea, sencillamente, el correcto. También podría significar, y esto no se contempla nunca, que ese exceso sea porque el nutriente no puede ser absorbido adecuadamente a las células.

Sin embargo, cuando los niveles son bajos, entonces sí es significativo y mucho. Si los valores permitidos por la medicina, que de por sí suelen ser bajos, salen deficientes, ¡entonces es que la deficiencia es severa!.

Los síntomas de la candidiasis son muy amplios y pueden aparecer en muchas otras enfermedades o desequilibrios. Por eso, es importante tener en cuenta no sólo los síntomas sino el historial completo de la persona.

Las causas de la candidiasis

Cuando enfermas no suele ser por una única razón, aunque esta sí pueda ser el detonante. A veces, a raíz de un antibiótico o de una operación o de un virus puedes poner un antes y un después, con fecha incluida, en tu salud. Sin embargo, la realidad es que ese factor clave detonante es sólo la última causa, no el origen.

Piensa que tu cuerpo está programado para estar sano. Bastantes factores distintos tienen que darse, con el suficiente tiempo, para que enfermes. Cuando el desequilibrio finalmente se manifiesta es que tu cuerpo lleva tiempo desajustándose. Esto es como la sed, cuando la sientes es que el organismo ya lleva rato deshidratándose.

Por este motivo procura no agarrarte a una razón única, ni tengas la necesidad de saber exactamente lo que pasó, cómo y cuándo, porque nunca lo sabrás con certeza. Tu candidiasis es la acumulación de «desintonizaciones» físicas, emocionales y mentales contigo mismo/a a lo largo del tiempo.

Aquí te presento algunas o todas las posibles causas que han podido contribuir al desarrollo de tu candidiasis:

Dieta rica en carbohidratos refinados y azúcares

En otras palabras, pan, pasta, pizzas, arroz, postres, galletas, azúcar y otros edulcorantes, exceso de fruta, bollería, pastelería, chuches, refrescos, etc.

Cuando hablo de pan me refiero también al llamado integral que se puede encontrar en panaderías comunes y que no es más que harina blanca de trigo mezclado con salvado de trigo, que puede causar irritación intestinal.

A las cándidas, y en general también a las bacterias y parásitos, les encanta la glucosa. De esta forma, cuando comemos ya sea un bocadillo de crema de chocolate, un plato de arroz blanco o pasta, o una pasta dulce, en su digestión se liberan grandes cantidades de glucosa que al pulular por nuestra sangre alimentará a cualquiera de estos microorganismos mencionados, esté donde esté en nuestro cuerpo. El efecto puede ser casi inmediato.

Consumo de agua del grifo

Hay muchas personas a las que les fastidia mucho tener que gastar dinero en agua. Les parece mal que algo que nos da la naturaleza tenga que ser monopolizado y costarnos dinero. A otras personas les fastidia tener que cargar botellas y garrafas y subir pisos sin ascensor. Estoy de acuerdo con todos ellos, sin embargo, el agua del grifo no debería beberse. Contiene residuos de fertilizantes, herbicidas, pesticidas, hormonas, metales pesados, nitratos, cobre o plomo (dependiendo de qué material están hechas las tuberías), cloro y flúor.

El cloro lo mata todo, lo malo y lo bueno, incluida nuestra flora intestinal. El flúor se relaciona con el debilitamiento del sistema inmunitario. Lo mires por donde lo mires, el agua del grifo es mala noticia para la salud.

**Exceso de uso de antibióticos, corticoides
y hormonas sexuales sintéticas como la píldora
anticonceptiva y la terapia hormonal sustitutiva**
Los antibióticos y los corticoides indiscutiblemente han salvado muchas vidas, pero hoy en día se abusa de ellos.

Los antibióticos se prescriben para tratar gripes, cuando se sabe que este tipo de fármaco no actúa sobre los virus. La razón detrás de esto es evitar las infecciones bacterianas que pueden aparecer durante un proceso gripal. Sin embargo, nunca se aconseja al paciente eliminar el azúcar o un exceso de alimentos dulces, los cuales alimentan a las bacterias responsables de dichas infecciones. Los dentistas llevan años explicándonos que el azúcar genera que las bacterias de nuestra boca produzcan ácido, y este ácido es el que causa las caries. Por el contrario, esta relación azúcar/bacteria/acidez no se aplica para el resto de bacterias oportunistas en el organismo. Por supuesto, no es tan rentable para la industria farmacéutica que tratemos, evitemos o aliviemos ciertas enfermedades con la alimentación, que vendiendo medicamentos. Las compañías farmacéuticas son la principal fuente de información de los médicos y, a su vez, estas dependen de ellos para hacer crecer su negocio. No es de extrañar que esta información tan sencilla y básica apenas se recomiende en las consultas médicas.

Hace años, cuando regresé a vivir a España, una publicista me ofreció ser la imagen de un edulcorante que querían introducir en España. Sin dudarlo le dije que no, no quería hacer publicidad de nada y menos de un edulcorante. Ella intentó explicarme las bondades de este nuevo producto y me dio a leer un informe comparativo entre dicho edulcorante y el azúcar. Realmente la cantidad de hojas donde se hablaba del daño que causaba el azúcar (diabetes, caries, cáncer, etc) era abrumadora, pero lo que me dejó perpleja fue saber que ¡detrás del nuevo edulcorante estaba la misma empresa que también fabricaba el azúcar! O sea, la industria de la alimentación sabe perfectamente los efectos desastrosos del azúcar y aún así nos bombardea con alimentos que la contienen. Lo mismo pasa con la industria farmacéutica. No interesa que con un cambio de alimentación se solucione el colesterol o una diabetes II o la hipertensión. Es mucho más rentable tener clientes dependiendo de una medicación de por vida. Por eso, precisamente por eso, la información no llega a los médicos ni a los consumidores.

Otro fármaco, en mi opinión, nefasto para la mujer, es la píldora anticonceptiva combinada. Esta pastilla nos liberó sexualmente a las mujeres en los años sesenta pero nos hizo un flaco favor para la salud. La píldora paraliza los ovarios y actualmente es el método más recomendado por ginecólogos para tratar los ovarios poliquísticos. Es como tener dolor de dedo y que te lo corten para que no sientas el dolor. Más que paralizar el ovario y su producción hormonal, sería más respetuoso para el cuerpo averiguar por qué una mujer enquista sus óvulos y ayudarla a sanar sus ovarios, no a reprimirlos.

El estrés continuo

Este aspecto es muy importante para la salud general. El estrés pone en marcha el sistema nervioso autónomo y las glándulas suprarrenales (situadas sobre los riñones). Estas pequeñas glándulas producen diversas hormonas que, entre otras funciones, nos ayudan a enfrentarnos a las situaciones de adaptación que la vida exige.

El estrés es normal en nuestra vida y ha existido desde

la historia del Ser Humano. Antiguamente, el cazar para comer o el peligro de ser atacado por un animal, el clima y sus inclemencias, la dureza de la vida en general, generaba estrés. Este, sin duda, ha sido un factor muy importante para nuestra evolución porque las dificultades en el vivir nos han hecho buscar mejores condiciones de vida.

Actualmente, en nuestra sociedad, hemos conseguido todo tipo de comodidades, bienestar y confort y, sin embargo, seguimos sintiendo estrés. Parece, entonces, algo necesario en nuestra vida. Sin embargo, habría que distinguir entre un estrés intrínseco del Ser Humano, ese estrés sano, motivador, motor de nuestra evolución y otro tipo de estrés devastador, en el que vivimos inmersos hoy en día y nos lleva a la enfermedad.

Si nuestro organismo sufre de estrés prolongado, las glándulas suprarrenales serán continuamente estimuladas para producir, principalmente, la hormona cortisol. Esta hormona, aunque necesaria en ciertas dosis, en exceso puede producir un sinfín de desequilibrios en el organismo. Entre ellos, disminuye la capacidad inmunitaria del organismo, dando lugar a alergias e infecciones (como la candidiasis); destruye la flora intestinal, favoreciendo el crecimiento de bacterias y levaduras (como las cándidas); y disminuye la producción de las inmunoglobulinas A intestinales, o en otras palabras, la primera línea de defensa inmunitaria en el intestino.

Inmunidad baja

El sistema inmunitario es el encargado de mantener bajo control todos los microorganismos que habitan nuestro cuerpo, incluidas las cándidas. Se sabe que las personas con SIDA o las que siguen tratamientos de quimio o con inmunosupresores (como las personas trasplantadas) son más propensas a sufrir de candidiasis e infecciones varias porque su sistema inmunitario está muy debilitado.

Sin embargo, son muchas las personas que no sufren de ninguna de las enfermedades arriba mencionadas, ni siquiera son consideradas enfermas, y, por el contrario, tienen el sistema inmunitario deprimido. Esto puede ser debido a un gran número de factores muy comunes hoy en día: como hemos visto antes, el estrés crónico; mala alimentación; falta de nutrientes; consumo excesivo de tabaco y alcohol; contaminación; falta de descanso; falta de ejercicio o exceso de éste...

El sistema inmunitario trabaja en equipo con el sistema nervioso. Cuando el organismo siente, desde un punto de vista primitivo, que hay un peligro, pone en marcha el sistema inmunitario porque ante un peligro existe la posibilidad de herida o lesión (el cuerpo no distingue entre un peligro físico y uno emocional). Este sistema es el encargado de asistir la herida para que no haya una hemorragia mortal, ni se infecte. Cada vez que nos sometemos a estrés estamos activando nuestro sistema inmunitario como protección. Si el estrés es crónico, el sistema inmunitario acabará agotándose. Esto nos puede producir cansancio, gripes o catarros recurrentes, cistitis continuas, candidiasis, etc.

Falta de nutrientes
Estamos cansados de oír y leer que con una dieta equilibrada ya estamos recibiendo los nutrientes que necesitamos para funcionar en perfecta salud. Sin embargo, esto no es así. Para empezar, no existe la dieta equilibrada puesto que no tenemos control sobre las cantidades de nutrien-

tes que contienen los alimentos que ingerimos. Hoy en día, estamos sobrealimentados pero desnutridos y, aunque tengamos mucho cuidado con lo que comemos y cómo lo comemos, la mayoría de los alimentos que ingerimos no nos aportan los nutrientes necesarios para conseguir un equilibrio bioquímico. Esto es debido, en otras cosas, a la desmineralización de los terrenos de cultivo y/o al tiempo que le toma al producto, una vez recolectado, llegar a las tiendas.

Aparte de la desnutrición de nuestra alimentación actual, los antinutrientes (sustancias que nos roban nutrientes) a los que nos enfrentamos cada día, como son los pesticidas, contaminación, conservantes, etc., nos obligan a necesitar más nutrientes de los que podemos ingerir con una alimentación sana.

Estos motivos contribuyen a que funcionemos con un nivel nutricional por debajo de lo óptimo.

Disminución de las secreciones digestivas
El ácido clorhídrico (producido en el estómago) y las enzimas digestivas (producidas por el páncreas e intestino delgado) se encargan de digerir, principalmente, las proteínas, los carbohidratos y las grasas. La incorrecta digestión de este tipo de alimentos puede causar putrefacción y fermentación intestinal. Este fallo en la digestión genera sustancias irritantes para la mucosa intestinal, favoreciendo el desequilibrio de la flora intestinal y el crecimiento de las cándidas.

La falta de acidez estomacal y de enzimas digestivas es común entre personas que abusan del azúcar, refrescos, café, carbohidratos refinados y alcohol. Por otro lado, la falta de nutrientes como vitamina B6 y zinc impide la correcta formación de ácido y de enzimas digestivas. El uso de fármacos como la píldora anticonceptiva, el consumo de té y café, el estrés y los alimentos refinados favorecen la deficiencia de estos dos nutrientes.

Por cierto, la falta de ácido estomacal causa síntomas muy parecidos a los del exceso de ácido. Muchas personas son diagnosticadas con acidez y se les receta antiácidos (que impiden la absorción de ciertos minerales) cuando el problema es todo lo contrario. El hecho de que este tipo de fármacos les resuelva, momentáneamente, el problema, es porque cuando el estómago está bajo en ácido y se le fuerza a bajar todavía más su acidez con un antiácido, las paredes del estómago, para compensar esta situación límite, producen un mínimo de ácido. Esto trae alivio. Sin embargo, es una forma extrema de resolver un problema de salud. Como se dice vulgarmente es como matar moscas a cañonazos.

Empastes de mercurio o amalgama
Afortunadamente, hoy en día, quedan pocos dentistas que utilicen todavía empastes de mercurio. Sin embargo, la mayoría de personas de 40 años en adelante, con empastes, ha tenido o tiene alguno. La realidad es que duran mucho, son empastes «todo terreno» pero con graves consecuencias para nuestra salud. El mercurio, en contacto con la saliva, comida y bebida caliente, y chicles, va desprendiendo vapores con partículas de ese mercurio que se deposita en nuestros tejidos produciendo todo tipo de síntomas.

Las cándidas tienen una maravillosa función de protección hacia nosotros ya que se alimentan de parte de este mercurio para protegernos de él.

He visto a personas con amalgamas que han empeorado significativamente con un tratamiento antifúngico. En estos casos ha sido importante eliminar primero el mercurio con un dentista bioenergético y luego seguir con el tratamiento antifúngico.

Es muy importante acudir a un buen dentista que sepa sobre el tema. Retirar un empaste de mercurio de la misma manera que un empaste normal es un error. En el proceso se puede inhalar y tragar parte del mercurio causando más daño que incluso el empaste en sí. Un buen dentista experto en el tema, primero hará una preparación del paciente con homeopatía, selenio, vitamina C y/o chlorella (por mencionar algunos nutrientes y sustancias queladoras). Luego, durante la extracción del empaste se seguirá un protocolo determinado como utilizar un dique protector en la boca del paciente, mascarilla y gafas. Los empastes se retirarán de uno en uno y con un tiempo adecuado entre medio. Lo normal es eliminar un empaste al mes.

Una vez se han retirado todos los empastes, se puede continuar o comenzar con el tratamiento antifúngico.

Hasta aquí hemos visto los motivos físicos que pueden contribuir a desarrollar una candidiasis. Sin embargo, no podemos obviar que somos más que un físico. Tu parte mental y emocional debe tenerse en cuenta también para entender y poder tratar tu candidiasis.

Creencias, bloqueos o asuntos emocionales no resueltos

La creencia de que uno mismo no se puede sostener en la vida y que depende ya sea económica o emocionalmente de alguien para sobrevivir, o, por otro lado, reprimir la creatividad en cualquiera de sus expresiones (ya sea la artística, la de tener un hijo, crear una empresa o un estilo de vida) suele afectar a la zona pélvica y sus órganos (órganos sexuales, vejiga, espalda baja, cadera e intestino grueso). Esta zona, cuando está en desequilibrio, puede dar lugar a problemas como candidiasis, ovarios poliquísticos, endometriosis, cistitis, dolores pélvicos, colon irritable, ciática, prostatitis...

La candidiasis también puede actuar como protección de uno mismo. He conocido mujeres resentidas con sus parejas por falta de implicación en el día a día, con los niños y/o con las tareas de la casa. El hecho de que estas mujeres se sientan desbordadas de trabajo y responsabilidades puede generar rabia, reconocida o no, hacia sus parejas. Si no resuelven el problema, esta rabia fácilmente puede acabar convirtiéndose en una candidiasis vaginal que les protege de tener unas relaciones sexuales con quien, en el fondo, no desean tenerlas.

También he visto casos de personas con asuntos inconclusos con sus parejas, como infidelidades no perdonadas, desenamoramientos no admitidos o expresados, que han necesitado una candidiasis genital, o un malestar general en todo el cuerpo, para marcar límites.

La enfermedad no necesita ser justificada. Uno se encuentra mal y punto. Es una razón perfecta para retirarse, aislarse, no tener que hablar, no tener que enfrentarse a alguien. Es un lugar de seguridad donde nadie entra a molestarnos.

En algunos casos también se puede observar ciertas malas experiencias amorosas del pasado que siguen presentes energéticamente en las relaciones presentes y aunque haya armonía en la pareja, el cuerpo sigue aferrado al sentir del pasado.

Caroline Myss, en su libro *Anatomía del espíritu* plantea ciertas preguntas para ayudarnos a traer a la conciencia aspectos emocionales vinculados con desequilibrios físicos de la zona pélvica, como la candidiasis.

¿Te consideras una persona creativa que que lleva hasta el fin sus ideas creativas?

¿Te sientes a gusto con tu sexualidad? ¿Utilizas a personas para tu placer sexual, o te has sentido utilizado/a? ¿Eres lo suficientemente fuerte para respetar tus fronteras sexuales?

¿Eres una persona controladora? ¿Te enzarzas en juegos de poder en tus relaciones?

¿Adquieres compromisos que violen tu yo interior para conseguir seguridad económica? (por ejemplo ¿aceptas trabajos que vayan en contra de tu ética y moral a cambio de un sueldo?)

¿Con qué frecuencia eliges motivado/a por los miedos de supervivencia?

¿Qué objetivos personales aún no te has dedicado a conseguir? ¿Qué te impide actuar para conseguirlos?

Bucea un poco en estas preguntas. Te ayudarán a profundizar un poco más en ti y te prepararán para adentrarte mejor en el tratamiento.

En el siguiente capítulo te explico cómo la mente y las emociones influyen en nuestro cuerpo y cómo pueden enfermarnos.

Cómo la mente influye
en nuestro cuerpo

Como has visto, aunque un antibiótico o el exceso de azúcar en la alimentación hayan podido ser el detonante de una candidiasis, detrás de ello suele haber pensamientos, creencias, emociones y estados de ánimo (en este orden) que propician el medio para que se instale el desequilibrio.

Las creencias que tienes sobre la salud y enfermedad, sobre tu capacidad de curarte, tu autoestima e integridad contigo mismo/a, son aspectos muy importantes para gozar de una salud óptima.

Cuando trabajo en consulta no sólo les pregunto a las personas qué comen sino también qué sienten y piensan. Les invito a reflexionar sobre qué estaba pasando en sus vidas cuando apareció la candidiasis, cómo se sentían, qué estaban haciendo en ese momento, si se sentían felices o no, satisfechas o frustradas, si vivían con miedo o relajadas. Traer a la conciencia las circunstancias de entonces, nos puede ayudar a identificar las emociones vividas, y de ahí llegar a nuestras creencias y pensamientos que suelen ser el origen de nuestros desequilibrios físicos. Normalmente, lo que provocó la primera candidiasis suele repetirse en la vida de la persona con candidiasis crónica, aunque los personajes, lugares o situaciones hayan cambiado.

El caso de M.G. resume claramente esto.

M., de 46 años, vino a consulta con severos síntomas de agotamiento, insomnio, depresión, nerviosismo, problemas de piel, alergias, caída del pelo, síntomas intestinales. Doce años atrás, comenzó una relación con un hombre posesivo y muy controlador. Alguien con el que poco a poco fue olvidándose de sí misma. Dejó de lado sus gustos personales, deseos y sueños para encajar en lo que ella creía que este hombre esperaba de ella. Durante este tiempo fue desarrollando todos los síntomas mencionados. Así pasaron los años hasta que, finalmente, cogió fuerzas para romper la relación. Durante un tiempo volvió a permitirse contactar con ella misma y comenzó a sentirse mejor física y mentalmente. Entonces entró en su vida otro hombre completamente diferente al anterior. Su relación era muy satisfactoria y buena, sin embargo, comenzó a sufrir de nuevo los síntomas de entonces. Ella creía que todos sus males se debían a su anterior relación. Por eso cuando volvió a sentir los mismos síntomas, a pesar de estar en un momento muy bueno de su vida, se vino abajo. Pensó que no se curaría nunca y le invadió un gran miedo de perder a su pareja por no estar, según ella, a la altura de la relación.

Hablando en consulta M. me comentó que al empezar esta nueva relación había comenzado a tomar la píldora, a pesar de que a los 43 años no era lo más recomendado para su salud. Detrás de esta decisión vimos que estaba la necesidad de complacer, agradar y de facilitar las relaciones sexuales. Le expliqué que este fármaco puede producir desequilibrios en el organismo. Sin embargo, no todas las mujeres que lo toman se encuentran mal. Por eso, me pareció importante descubrir qué había más allá de sus síntomas físicos.

Explicándole el funcionamiento de la píldora vimos que seguía reproduciendo su patrón emocional: La píldora paraliza la función ovárica que, en términos energéticos, es lo mismo que paralizar la energía creativa de la mujer. Esto nos llevó a recordar la relación con su ex. Una relación donde ella había reprimido su capacidad de ser ella misma y de crear su propia vida. Ahora, con la píldora, volvía a reproducir ese patrón pero en su parte física. No era de extrañar que se sintiera igual que entonces, a pesar de estar en una situación completamente diferente. El patrón seguía siendo el mismo: la desconexión de sí misma.

No siempre es agradable indagar en el aspecto emocional. No siempre es fácil. He tenido y tengo la suerte de trabajar con personas muy receptivas y predispuestas a sanar. Personas que se han abierto en consulta y valientemente se han puesto frente a sí mismas para sincerarse, se han planteado aspectos sobre sus parejas, trabajos, familia, amigos, deseos, sueños, y lo más importante, valientemente se han atrevido a hacer cambios.

A muchas personas les resulta difícil ver la relación entre su mente y emociones y sus problemas de salud. Nuestra cultura y la herencia que hemos recibido de la ciencia en los últimos siglos nos dificulta este entendimiento.

Nuestra visión de la salud es cartesiana. Descartes en el siglo XVII hizo una escisión muy clara entre el cuerpo y todo lo perteneciente a la mente, emociones y alma. Le siguió Newton con el concepto de que sólo la materia física es real y lo único que realmente importa. Desde entonces, la medicina se ha basado en atender y estudiar, principalmente, la parte física. Actualmente todavía permanece este enfoque en la medicina convencional, aunque gracias a científicos como la Dra. Candence Pert y los estudios llevados a cabo por la física cuántica, sabemos que la mente no sólo pertenece al cerebro sino que se encuentra en todas las células de nuestro cuerpo. Por eso, a la hora de tratar un problema de salud, no podemos separar mente y cuerpo.

El tejido vivo genera energía. El organismo tiene un campo electromagnético generado por nuestros propios procesos biológicos. Este campo no sólo transmite sino que recibe y es a través de él que estamos en constante comunicación con nuestro entorno.

En este campo están impregnadas nuestras experiencias, positivas y negativas, creando una carga que influye sobre nuestro organismo. Caroline Myss, una de mis autoras favoritas, dice «la biografía de una persona, es decir, las experiencias que conforman su vida, se convierten en su biología».

Si te resulta difícil creer cómo la mente influye en el cuerpo y cómo tu mente puede influir en desarrollar una candidiasis, piensa en lo que ocurre en una fantasía sexual o en una pesadilla. En ambos casos la mente, el pensamiento, genera una serie de reacciones químicas y eléctricas que alteran el organismo, sin que haya habido influencia externa. Repito, únicamente con la mente. Piénsalo, en cuestión de segundos, sólo con la imaginación se pueden sentir los efectos de la excitación sexual. Recuerda alguna pesadilla que hayas tenido: en la tranquilidad y paz de la noche, tu mente durmiendo imaginó la peor de las historias, y despertaste con sudor, angustia, taquicardia, miedo, náuseas… y todo por imaginar algo que sólo ocurrió en tu mente. El cuerpo no distingue entre realidad y ficción.

Mi primer contacto, obviamente sin yo saberlo, con el

mundo de la física cuántica fue a los 5 años cuando comencé a estudiar piano. Mi primera profesora fue mi abuela. Por aquel entonces yo todavía no tenía piano en casa e iba a casa de mi abuela a tomar clases y a poder practicar un rato con su piano. Ella me enseñó a practicar en mi casa ¡y sin piano! Me explicó que hasta que pudiera tener uno, serviría que me sentara frente a una mesa y pusiera mis manos como si estuvieran sobre un teclado imaginario. Así practiqué mis escalas y mis primeras piezas musicales hasta tener uno de verdad. De esta manera aprobé mis primeros exámenes sin tener piano. Mis dedos obedecían lo que mi mente creía.

A los 17 años volví a conectar con el mundo cuántico y también a través de mis estudios de piano. En esa época tuve otra profesora que me hacía estudiar mentalmente las partituras de Chopin, Beethoven y Bach (las más difíciles del curso) antes de practicarlas en el piano. Insistía en que escuchara esas piezas en mi mente y que me imaginara ejecutándolas antes de comenzarlas a estudiar, así las aprendería mucho mejor. Entonces, no tenía ni idea que estaba estudiando piano con métodos revolucionarios… ¡y mis profesoras tampoco!

Lo mismo hago desde hace más de 12 años en mis prácticas de yoga. Cuando voy a hacer una postura difícil, me la imagino previamente, preparo mi mente, así cuando la realizo mi cuerpo se comporta como si ya la hubiera hecho antes.

El neurocientífico Joe Dispenza, en su libro *El placebo eres tú* dice: «Tu cerebro y tu cuerpo no saben distinguir una experiencia real de una imaginada, ya que neuroquímicamente son lo mismo».

Al haber experimentado en primera persona cómo con la mente podemos influir en nuestro plano físico, en consulta, y siempre que la persona me lo permite, intento trabajar incorporando la mente a los tratamientos.

Traté a una mujer que sufre una enfermedad muscular degenerativa y que desde pequeña está en silla de ruedas. Vino a consulta con un cuadro muy severo de candidiasis oral y vaginal. Comenzamos un tratamiento basado en la dieta antifúngica, suplementos nutricionales, y al cabo de un mes le recomendé empezar con los antifúngicos. Su metabolismo, al estar en silla de ruedas toda su vida, trabajaba a un ritmo más lento y eso hizo que le costara mucho poder tomar la dosis completa de antifúngicos, ya que cuando la subía le brotaban síntomas. Finalmente, y con paciencia, comenzó a sentirse mejor.

Para ayudarle a activar el metabolismo y fortalecerle físicamente, le recomendé que se imaginara haciendo gimnasia cada día durante un rato. Le aconsejé ponerse vídeos de ejercicios y que los fuera practicando desde su mente. Con los meses, gracias a su tenacidad y práctica de gimnasia mental, comenzó a sentirse mucho más fuerte física y energéticamente. Ella me reconfirmó el indiscutible poder de la mente.

Pero ¿cómo la mente influye en nuestro organismo?

La neurobiología ha demostrado que los pensamientos son vibración y química. Cuando generamos un pensamiento, se liberan unos péptidos o «moléculas de emoción», así definidos por la Dra. Pert, los cuales dan pie a nuestras emociones.

Las emociones son muy importantes en la totalidad del organismo, ya que además de ser el vínculo de unión y de comunicación entre cuerpo y mente, gobiernan todos los sistemas del cuerpo.

Los péptidos o «moléculas de emoción» viajan por la sangre hasta llegar a su destino: los receptores celulares específicos para cada uno de ellos. Una vez que estos péptidos entran en los receptores, las células reciben su carga, la cual les cambia su electricidad y química. Según qué receptores son lo que se activan, la célula se comportará de una manera u otra y esto se traducirá en grandes cambios en comportamiento, actividad física y estado de ánimo. Por ejemplo, no es lo mismo generar GABA, que es un péptido inhibidor, que glutamato que es excitatorio.

Esta diferencia es muy importante. Cuánta cantidad de un péptido tengas en tu sistema y si ocupa o no los receptores de las células, puede tener un gran impacto en cómo eficientemente funciona tu metabolismo, de qué forma digieres los alimentos o cómo de fuerte está tu sistema inmunitario para combatir una infección como la candidiasis. No olvides que los péptidos o «moléculas de emoción» pueden ser activados a través del pensamiento. Tu mente tiene la capacidad de modificar, para bien y para mal, el estado de cada una de tus células.

El principal sistema que controla la candidiasis es el sistema inmunitario. Este no sólo tiene receptores de péptidos en sus células, sino que también los segrega y guarda. En otras palabras, el sistema inmunitario es capaz de enviar información a través de inmunopéptidos y recibir información a través de neuropépticos. Estamos hablando de una comunicación de doble sentido entre mente y cuerpo.

Lo más interesante es que los neuropéptidos, en un principio, se descubrieron como sustancias generadas en el cerebro, pero años después se descubrieron neuropéptidos por todo el cuerpo. Según la doctora Pert: «Tu cuerpo es tu mente subconsciente… La mente está en todas las células del cuerpo…», y, por lo tanto, también lo están las emociones. Por este motivo, no podemos hablar separadamente de mente y cuerpo. Ni tampoco podemos, a la hora de hacer un tratamiento, tratar única y exclusivamente la candidiasis sino a la persona con candidiasis.

Somos más que química

Si ponemos en una bolsa células, piel, sangre y todos los componentes de nuestro cuerpo, no fabricaríamos un Ser Humano. Somos más que esas partes, hay una fuerza vital, una energía, en nosotros.

Nuestras reacciones a la vida no sólo están impregnadas en patrones bioquímicos de almacenamiento de memoria en nuestro cerebro sino también en centros energéticos de nuestro cuerpo que nos ayudan a nutrir nuestras células y órganos.

Hace ya 5000 años la medicina ayurveda hablaba de centros energéticos del organismo o chakras. Cada uno de los chakras tiene su propia vibración y está relacionado con ciertos órganos y zonas de nuestro cuerpo y ciertos desequilibrios físicos, emocionales y mentales.

El cuerpo es como una radio, la cual necesita sintonizar las frecuencias para poder escuchar sus programas. Igualmente cada órgano y sistema corporal está preparado para absorber y procesar energías emocionales y psíquicas específicas y generar, a su vez, una vibración o energía específica.

Las «moléculas de emoción» rigen todos los sistemas del organismo, desde la digestión hasta la menstruación, válvulas del corazón y sistema inmunitario, por mencionar algunos. Cuando la energía fluye sin bloqueos, la comunicación entre células, órganos y sistemas se da en sintonía y podemos hablar de salud. Por el contrario, si reprimimos las emociones, también estamos reprimiendo nuestras funciones orgánicas, dando lugar a posibles enfermedades.

La coherencia entre cuerpo y mente

Muchas de las personas que vienen a consulta han pasado por un gran número de médicos, análisis, resonancias magnéticas, ecografías e incluso quirófanos sin encontrar nada anormal en su organismo, y sin embargo, perciben síntomas. Sin duda, sus molestias son reales a pesar de no tener nombre ni diagnóstico, pero, según las pruebas médicas, el cuerpo está sano. En realidad, si lo analizamos, el cuerpo no es el que tiene el problema, lo que falla es la señal que recibe desde el pensamiento y que hace que se comporte según esa señal. En otras palabras, el organismo está siendo coherente a la señal y orden que recibe. Si tu creencia es, por ejemplo, que eres enfermizo/a, generarás unos péptidos («moléculas de emoción») que provocarán unas emociones acordes a esos pensamientos y, que a su vez, activarán las células para que actúen según esas emociones. Y así podemos tener un cuerpo sano y, sin embargo, sentirnos mal (obviamente, con el tiempo el cuerpo puede acabar afectado físicamente).

Según la doctora Pert, las personas percibimos lo que esperamos percibir. Desde el punto de vista anatómico, las «moléculas de la emoción» se encuentran en las zonas de nuestro cerebro encargadas de la percepción y nos condicionan según las experiencias previas. O sea, solemos estancarnos, tendemos a ver lo que ya hemos visto, hacer lo que ya hemos hecho y pensar lo que ya hemos pensado. Por eso, a veces nos cuesta tanto superar los problemas de salud.

Esto le pasó a R.S. Vino a consulta con una candidiasis, laringitis de repetición y fuertes bajadas de energía durante el día. Todos sus síntomas iban acompañados de una actitud de inseguridad y miedo a la enfermedad. Incluso había desarrollado una adicción a un probiótico con el que conseguía frenar las laringitis. Se veía incapaz de dejarlo por miedo a enfermarse. Además de seguir un tratamiento basado en sus necesidades particulares, en cada consulta trabajamos la creencia que tenía de sí misma de ser una persona débil, incapaz de hacer frente a sus síntomas y a su vida por sí misma.

Al cabo de unos meses de haber comenzado el tratamiento tuvo que realizar un viaje transatlántico. Unas semanas antes me expuso el miedo tan grande que tenía a enfermar en el viaje, a no tener la energía necesaria para seguir el ritmo de las personas con las que iba, a que el viaje largo en avión la debilitara hasta el extremo de caer enferma con una laringitis (era su problema más recurrente y al que le tenía más miedo). La animé a ir y a demostrarse a sí misma que era más fuerte de lo que creía, y que confiara en todo (en el viaje, en sus acompañantes y en sí misma). Al final y al cabo ya llevaba unos meses fortaleciendo su sistema inmunitario y sintiéndose mejor.

Regresó pletórica. Había disfrutado mucho, caminado sin parar, había seguido el ritmo de los demás, en resumen, había descubierto una energía y fuerza des-

conocida para ella. Esta experiencia le ayudó a seguir adelante con el tratamiento con resultados muy buenos.

De hecho, se sentía ya tan bien que le comenté que la siguiente visita sería la última. Llegó el día y R. apareció con la misma actitud del primer día: se sentía débil, volvía a tener síntomas. ¿Qué había pasado? Hablando con ella salió a la luz el miedo. En el fondo, inconscientemente, no quería dejar el tratamiento, no quería creer que era capaz de estar sana y de sostenerse por sí misma sin la ayuda de la terapia. Su cuerpo estaba bien, había superado la candidiasis, la laringitis, y, sin embargo, volvió la sensación de debilidad, de bajón, que le afectaba a cualquier hora del día. Sentía miedo de que este síntoma fuera el principio de sus males otra vez. Sin embargo, no era nada más que el reflejo de su patrón y creencia. Su cuerpo estaba sano, pero su mente no lo creía, y por eso se encontraba así.

La mente, el pensamiento consciente o inconsciente, rige tu cuerpo. Por eso es tan importante a la hora de hacer un tratamiento antifúngico (en realidad, de cualquier tipo), no sólo considerar la dieta, suplementos nutricionales y antifúngicos sino también poner conciencia plena a tus pensamientos y, por ende, a tus emociones.

En próximos capítulos verás cómo puedes preparar tu mente para ayudar a tu organismo a superar la candidiasis.

Diagnóstico: más allá de la tecnología

En mi anterior libro sobre la candidiasis me mostraba escéptica sobre las pruebas de laboratorio para detectar una candidiasis. Ha pasado más de una década y, sin duda, las pruebas de laboratorio se han perfeccionado, a pesar de ello sigo sin usarlas.

No soy reacia a determinadas pruebas clínicas y a ciertos diagnósticos. Sin embargo, creo que la candidiasis se valora mejor haciendo un análisis de cómo vives, piensas y sientes.

Te encuentras mal. Obvio que algo pasa. Tu cuerpo se está expresando. El mensaje base es que estás viviendo en contradicción con lo que necesita tu organismo para funcionar óptimamente. A partir de ahí puedes o no ponerle nombre a esa contradicción.

Depender de un análisis para valorar una enfermedad es arriesgado. Estamos acostumbrados a funcionar, respecto a nuestra salud, como la medicina convencional nos ha enseñado. En medicina se trata la enfermedad, por lo tanto, es importante saber el nombre de ésta y para ello es necesario hacer análisis y pruebas para diagnosticar. Sin embargo, los análisis clínicos, sean de heces, sanguíneos o de orina, no respetan la individualidad de cada paciente, ya que lo que se considera un crecimiento «normal» para un cuerpo puede resultar patológico para otro. Por otro lado, algunos análisis se hacen con el fin de detectar antígenos o anticuerpos de la cándida. Sin embargo, el sistema inmunitario que lleva años luchando contra una candidiasis puede estar agotado y dar un resultado negativo falso.

Otro punto a tener en cuenta es que los laboratorios consideran «normal» una determinada cantidad de cándidas, cuando el problema puede estar NO en la cantidad de estas sino en la sensibilidad a sus productos de desechos como el acetaldehído. Estos químicos, aún en poca cantidad, pueden causar mucho malestar a personas sensibles. En este caso los resultados pueden ser negativos y, en cambio, la persona sentirse intoxicada y enferma.

Hay muchas cosas que ocurren en un organismo que no pueden detectarse a través de análisis y siento que la labor del médico o terapeuta es ir más allá de la tecnología.

En medicina natural, al contrario que en medicina convencional, no se combate la enfermedad sino que se potencia la salud, con lo cual no es de absoluta importancia saber el nombre de la enfermedad. Es por esto que los terapeutas de medicina natural no tenemos que ser médicos y no tenemos que seguir los protocolos de la medicina.

De todas formas, la mayoría de las personas que recibo en consulta viene con un diagnóstico confirmado de candidiasis vaginal, oral, piel o de uñas. El problema aparece cuando la candidiasis es puramente intestinal (sin manifestaciones de otra índole). Entonces el diagnóstico se hace difícil para lo médicos ya que, por un lado, en las colonoscopias no suele detectarse, tampoco en los coprocultivos de heces, y mucho menos en TAC, resonancias, ecografías etc. En estos casos «indefinidos», el diagnóstico suele ser Síndrome del Colon Irritable.

Si miramos más a fondo, los síntomas de una candidiasis intestinal se pueden confundir con un hipotiroidismo, intolerancias alimenticias, deficiencias nutricionales, incluso con estrés emocional. Por eso, en mi opinión, hay que estudiar a la persona en su conjunto, valorar su sintomatología, historial clínico (otras enfermedades, operaciones, medicamentos utilizados), creencias respecto a la salud (los condicionamientos genéticos, familiares, sociales…), estilo de vida en cuanto ejercicio, alimentación, descanso y todo lo que puede estar contribuyendo a su desequilibrio.

El resultado después de analizar todas esas áreas no es un diagnóstico de qué enfermedad se sufre sino un diagnóstico sobre cómo se vive.

Por todas estas razones, si te han diagnosticado candidiasis, puedes adentrarte con toda tranquilidad en este tratamiento. Si, por el contrario, no tienes un diagnóstico pero sospechas que puedas tenerla, cambiar tu dieta, tomar suplementos y limpiar tu organismo sólo te puede traer cosas positivas. Ten en cuenta que la dieta antifúngica es una dieta antiinflamatoria y la mayoría de las enfermedades tienen como base la inflamación, desde una colitis hasta una común migraña, pasando por dermatitis, endometriosis, prostatitis, lumbalgias, síndrome premenstrual, artritis, etc. Esta dieta te puede ayudar a desinflamar, limpiar y regenerar tu organismo, independientemente de qué problema de salud tengas. Si, en realidad, la candidiasis no es tu problema y te equivocaste, seguramente notarás, en algún momento del tratamiento, que tu cuerpo te indicará por dónde seguir. Cuando limpias capas de tu organismo, puede despuntar información muy valiosa que te guíe para dar nuevos pasos.

Sin duda, trabajar de esta manera es más laborioso. Se necesita una escucha muy atenta de la persona y sobre todo enseñarle a escuchar su propio cuerpo. Durante el tratamiento es él/ella quien tiene que estar atento/a a sus cambios físicos, sensaciones, pensamientos y emociones. Todo sirve para evaluar el proceso y para ir pautando el tratamiento.

Antesala del tratamiento

Un tratamiento efectivo debe ayudar a tomar conciencia de la salud, escuchar y aprender a interpretar los mensajes del cuerpo, crear nuevos hábitos, integrarlos y que estos pasen a formar parte de tu vida… todo esto necesita tiempo y maceración. Ten paciencia.

Tener paciencia no significa que tengas que esperar meses para ver cambios y sentirte mejor. Desde la primera semana se pueden comenzar a sentir los primeros efectos positivos del tratamiento pero, para que sientas que has comprendido el proceso de tu enfermedad y que realmente has integrado tus nuevos hábitos, vas a necesitar algún tiempo.

Junto con el tratamiento, es muy importante que revises algunos aspectos que tienen gran peso en tu recuperación.

Descanso

La mayoría de las personas que veo en consulta van cortas de descanso. El tipo de vida que llevamos deja poco tiempo para el ocio y entiendo que alguien que llega tarde a casa quiera estirar el día antes de acostarse para sentir que su vida tiene más sentido que trabajar. Eso hace que se apuren las horas de la noche y uno se acueste tarde. Muy comprensible pero malo para nuestra salud.

Es importante entender que para recuperarse de un problema de salud hay que descansar. Durante la noche el organismo se regenera, incluido el sistema inmunitario. Tal vez sea momento de hacer algunos cambios en nuestra vida para poder conseguir descansar alrededor de siete horas y media o, a ser posible, ocho horas.

El caso de B. A muestra la importancia del descanso. Vino a consulta en junio con un cuadro de candidiasis vaginal, dolores de cabeza, problemas digestivos, hipotiroidismo de Hashimoto y un gran cansancio. Le preparé un tratamiento basado en una dieta antifúngica y perfilada teniendo en cuenta su hipotiroidismo, suplementos nutricionales y una nueva rutina de descanso. En la siguiente visita se sentía mucho mejor, así que le añadí los antifúngicos. Los toleró muy bien y comenzaron a desaparecer la mayoría de sus síntomas. Sin embargo, en noviembre, debido a un aumento de trabajo, comenzó a descansar muy pocas horas (concretamente, cinco horas). En diciembre su cuerpo empezó a manifestar signos de gran agotamiento y en los siguientes dos meses aparecieron por separado, una gripe, otitis, infección de orina e infección de muela, con la consiguiente toma de antibióticos. Lo único que había cambiado en su vida era la reducción de horas de descanso. Cuando vio con claridad que este factor era clave para su bienestar, decidió hacer todo lo posible para mejorar este aspecto. Valoró qué actividades de su rutina podía modificar para poder dedicar un rato a hacer siesta o simplemente descansar después de comer y para poder acostarse antes por la noche. Sólo estos dos cambios fueron necesarios para volver a coger las riendas de su bienestar y seguir avanzando con el tratamiento.

Revisa si hay cosas que haces por la noche que no son prioridad ni necesarias y que no hacerlas te puede dejar espacio para otras más satisfactorias como practicar alguna afición, estar más con la familia, leer, o hacer ejercicio. Revisa tu rutina, seguro que encuentras un rato para ti que te llene lo suficiente como para que puedas acostarte a buena hora sin la sensación de que se te ha ido el día sin ningún disfrute.

No sólo es importante respetar las horas de sueño sino también descansar bien. Muchas veces no descansamos porque en la habitación hay ruido, luz, aparatos eléctricos, temperaturas incómodas. Revisa las condiciones de tu habitación y cama. Procura dormir completamente a oscuras y mejor sin pijama. Dormir desnudo mantiene mejor la temperatura corporal y, además, la ropa puede interferir en el movimiento natural del cuerpo.

Otro aspecto muy importante es que evites usar el ordenador, tablet o móvil un rato antes de acostarte. La luz de la pantalla, las imágenes y el exceso de información activan el cerebro interfiriendo en su relajación y descanso.

Si es necesario utiliza tapones o un antifaz y haz los ajustes necesarios para que tu habitación sea un oasis, un lugar donde te encante retirarte.

Sin embargo, a veces, a pesar de que el entorno es perfecto, sufrimos de insomnio. Los motivos pueden ser varios: preocupaciones, cambios hormonales, malas digestiones, exceso de estimulantes durante el día...

La mayoría de personas con insomnio suele sufrir de cansancio extremo. La creencia es que la falta de sueño debilita y enferma el organismo. Eso es cierto si durante esas largas horas las pasamos en tensión, peleándonos con la situación.

Sin embargo, el insomnio puede ser un buen aliado del placer si sabemos aprovecharlo.

No solemos apreciar que lo fantástico de estar en la cama es tener la conciencia de estar en ella. Pasamos entre seis y ocho horas durmiendo y apenas la disfrutamos porque a los pocos minutos de acostarnos perdemos la percepción de estar en ella, y a los pocos minutos de despertarnos ya estamos fuera de ella.

Sin duda, el organismo necesita descansar pero no tiene que ser necesaria y forzosamente a través del sueño. De hecho, cuántas veces hemos dormido 8 horas y nos hemos despertado agotados debido a una mala noche (y, sin embargo, hemos consumido todas las horas de sueño recomendadas para un buen descanso).

Se puede descansar estando despierto. Es cuestión de relajarse y sacar provecho del momento.

Esas horas de insomnio pueden ser ideales para conectar con partes nuestras que anulamos durante el ajetreado día. La única forma que tienen de hacerse notar es en esas horas de silencio y de inactividad. Por la noche disponemos de tiempo, y sin remordimientos, no hay responsabilidades, nadie nos espera. Podemos disfrutar de nuestro pensamiento, escribir, componer, dibujar o simplemente relajarnos y descansar.

Si sufres de insomnio, prueba a relajarte, pon conciencia en la comodidad del colchón, lo acogedora que es la almohada, el calor de la cama, la placidez del momento, disfruta que no tienes prisa, dispones de toda la noche por delante para ti. No te pelees con la situación. Deja que salga lo que sea. Es muy posible que acabes sucumbiendo a un sueño natural… o no… pero sin duda, te levantarás sintiéndote bien, porque el cuerpo lo que necesita es descansar, con o sin sueño.

Revisa la medicación que tomas

Revisa los fármacos que tomas y mira si realmente es importante que los tomes. Por supuesto, ningún medicamento debe retirarse sin consultar con el médico. Precisamente por eso es importante, si tomas medicación y no te la han revisado desde hace tiempo, que vayas al médico y se lo comentes.

Uno de los medicamentos muy difícil de compaginar con un tratamiento antifúngico es la píldora anticonceptiva. En muchos casos se receta para tratar ovarios poliquísticos y desajustes hormonales.

Recuerda que en medicina natural se contempla a la persona en su conjunto y no sólo a su candidiasis. Si una mujer con candidiasis, además sufre de ovarios poliquísticos o endometriosis o cualquier otro desequilibrio, el tratamiento deberá tener todo en cuenta.

Si la píldora se utiliza únicamente como método anticonceptivo, es mejor cambiar de método durante el tratamiento. Aparte de que la píldora favorece el crecimiento de las cándidas, el semen alcaliniza la vagina y esta, por el contrario, necesita un medio ácido para defenderse de los hongos. Es mejor, de entrada, utilizar un método anticonceptivo de barrera.

Posiblemente durante el tratamiento habrán síntomas que desaparecerán y hará falta seguir revisando lo que se toma. Por ejemplo, es muy común que al cabo de unos meses de cambiar la alimentación, la acidez y problemas de estómago desaparezcan y ya no sea necesario seguir tomando antiácidos, o que la tensión sanguínea se estabilice y no haga falta tomar diuréticos o hipotensores. O sea, antes de iniciar el tratamiento asegúrate de que realmente es necesario lo que tomas e igualmente durante el tratamiento observa los problemas de salud que tenías, y por lo cuales necesitaste medicación, porque tal vez hayan mejorado o estén en vías de mejora y puedas retirar o reducir la medicación. Siempre, repito, con el consentimiento médico.

Revisa tu espacio

Otro tema muy importante antes de comenzar el tratamiento es que revises tu casa y oficina y mires si hay signos de moho. A veces no se ven pero se huelen. Sanea cualquier rincón o superficie o armario donde veas o creas que hay hongos. Cuidado con la tierra de las plantas también. Revisa las cortinas del baño, los azulejos, el suelo y rincones del plato de ducha. Limpia o repara humedades en las paredes. Tu cuerpo te lo agradecerá.

También revisa el electromagnetismo que te rodea. Si no estás utilizando el ordenador en casa, apaga el router. En la habitación donde duermes procura no tener aparatos enchufados a la pared. Si duermes con el móvil cerca, ponlo en modo «avión». Utiliza el manos libres cuando hables por teléfono. Sé consciente de que hay mucha contaminación electromagnética y cuanta menos exposición tengas a ella, mejor para tu salud en general.

¿En qué consiste el tratamiento?

Desde mi anterior libro sobre la candidiasis, donde el tratamiento lo dividía en cuatro fases (Preparación, Eliminación, Equilibrio y Reparación), han habido algunas variaciones. Ahora trabajo, principalmente, con cinco fases (que puedes ver al final de este capítulo).

En estos años de trabajo clínico he observado lo importante que es el estado mental para recuperarse de la candidiasis, y de cualquier problema de salud, y por eso este aspecto lo considero la Fase 1 del tratamiento.

He eliminado prácticamente la Fase de Reparación, excepto para algunas personas que la necesitan. Al perfilar aún más la dieta, se consigue una desinflamación más rápida de los tejidos y la mucosa intestinal. Este tipo de alimentación, junto con los suplementos nutricionales, va trabajando, aparte de la inmunidad, la regeneración del organismo desde el principio del tratamiento.

A su vez, la nueva dieta nutre mejor a la bacteria amiga de nuestro intestino, ayudándola a irse reequilibrando durante todo el tratamiento. De esta manera, la ayuda con probióticos de la Fase de Equilibrio no se tiene que alargar tanto.

También he observado que haciendo hincapié en la ingesta de los vegetales que ayudan a desintoxicar el hígado (ver «Dieta»), ejercicio, masajes con cepillo en seco (ver «Ayudas») y una buena hidratación, suele ser suficiente para que la desintoxicación del organismo se dé de forma natural, sin la ayuda de suplementos extras (que solía añadir en la Fase 1 del anterior libro). Sólo en casos puntuales en los que aparece una sintomatología fuerte de desintoxicación, recomiendo tomar alguna ayuda extra.

Así pues el tratamiento actualmente lo dividido en cinco fases principales:

- FASE 1. Actitud mental.
- FASE 2. Dieta antifúngica y suplementos nutricionales.
- FASE 3. Antifúngicos.
- FASE 4. Probióticos.
- FASE 5. Introducción de alimentos.

Vamos a ver cada fase en detalle.

EL TRATAMIENTO EN 5 FASES

FASE 1. Actitud mental

Ya has visto la importancia que tienen los pensamientos y las emociones, que se generan a través de ellos, en la salud de nuestras células. Por ello, no sólo hay que tratar la candidiasis desde un plano puramente físico sino también mental.

Hayas descubierto o no porqué tienes candidiasis o hayas podido entender o no tus patrones mentales, a partir de ahora sólo tienes una misión: recuperarte. Para eso, es fundamental que utilices tu mente a tu favor como una herramienta más para tu recuperación (con la misma importancia que la dieta, los suplementos nutricionales o los antifúngicos).

Para empezar, es muy importante que seas consciente de tu fuerza vital, la que tienes inherente en ti. Todas las veces que te has cortado cocinando o trabajando, todas las picaduras de bichos, los golpes que te has dado, las gripes que has cogido, todo lo has superado gracias a tu fuerza vital, sin ella ni siquiera te hubieras convertido en un embrión. En este momento esa fuerza es la que se está manifestando para resolver tu candidiasis y por eso tienes síntomas. Reconócela y tenla muy presente durante el tratamiento.

Sé que es difícil llegar a pensar así cuando te sientes mal, pero por eso es muy importante que aprendas a dirigir tus pensamientos respecto a la candidiasis y a tu salud en general. Al igual que aprendes a comer en tu beneficio, es importante que aprendas a pensar en tu beneficio también.

En este capítulo espero ayudarte a darle la vuelta a tu concepto de la candidiasis/enfermedad para que puedas partir de una nueva y mucho más positiva forma de pensar. Espero que dejes de ver tus síntomas como la manifestación de una enfermedad y puedas verlos como la manifestación de tu salud.

Einstein una vez dijo que habían, básicamente, dos tipos de personas: las que confían en la vida y las que no. Así lo he podido comprobar durante años en consulta. Las personas que confían en la vida, se sienten respaldadas por esta y no dudan de que todo lo que les pasa (bueno y no tan bueno) es para avanzar y mejorar. Confían en que su cuerpo tiene capacidad para resolver desequilibrios y no necesitan controlar desde la mente. Aceptan la enfermedad como parte de su proceso de crecimiento, sin ponerse a sí mismas trabas ni pegas, y sin cuestionar su capacidad de curación. Pasan por el tratamiento dando zancadas, casi volando. Son permeables y receptivas al cambio y a la mejoría. Disfrutan llevando a cabo el tratamiento porque lo viven como un reto y una forma de aprender más sobre sí mismas. Su evolución es indiscutible y si tienen alguna recaída la utilizan como trampolín para seguir avanzando con impulso.

Por el contrario, las personas que no confían en la vida, viven con la creencia de que todo lo que necesitan lo tienen que conseguir a través del esfuerzo, entendimiento y control. No aceptan la enfermedad. No se permiten jugar con la propia pulsión de la vida para recibir el apoyo y ayuda de esta. Se sienten aisladas, solas e incomprendidas. Creen que tienen que entender y comprender su enfermedad para poder curarse. Desconfían de su organismo igual que desconfían de la vida. Estas personas sufren de gran ansiedad porque para ellas relajarse y permitir que las cosas ocurran es perder el control y perder la capacidad de curarse. En estos casos los tratamientos no suelen resultar fáciles. Hay poca adaptación y mucha resistencia y lucha en el proceso. La dieta resulta complicada, cualquier cambio es puesto en duda y produce reacciones negativas... en otras palabras, esta actitud dificulta que el tratamiento fluya y genere los cambios necesarios para la recuperación.

El caso de S.M. ilustra perfectamente esto. S. vino a consulta sintiéndose muy mal, sin apenas energía, derrumbada emocionalmente, con todo tipo de intolerancias alimentarias y medioambientales, con candidiasis y borrelia. Había sido una mujer con buena salud y muy activa hasta que las condiciones laborales la sometieron a un año de mucho frío en su lugar de trabajo. A partir de entonces comenzó a debilitarse y a manifestar infecciones y todo tipo de síntomas. Así llevaba más de seis años a pesar de que las malas condiciones de trabajo habían cesado años atrás.

Comenzamos un tratamiento de dieta y suplementos nutricionales. En la segunda visita me contó que las primeras cuatro semanas se había sentido mejor, con más energía y con menos síntomas intestinales. Sin embargo, semanas atrás había dado un gran bajón debido al electromagnetismo de un vecino. Según creía ella, su vecino tenía algún tipo de aparato en casa que le producía interferencia en su salud. Por ese motivo, estaba buscando otro piso donde vivir. Había dejado la ciudad y estaba buscando un lugar en la naturaleza pero, curiosamen-

te, ningún espacio que probaba le sentaba bien. Cuan-
do volví a verla en consulta me llamó mucho la atención
la cantidad de kilómetros que había recorrido buscando
un sitio que le proporcionara bienestar sin ningún éxito.
Su desesperación era máxima. Dedicamos toda la con-
sulta a tratar de ver las cosas desde otra perspectiva:
en vez de pensar que el mundo la agredía y que por eso
necesitaba buscar un lugar para aislarse, tal vez debía
trabajar el sentirse unida al mundo para poder abrirse.
Le expliqué que las personas no sólo nos nutrimos de
comida sino también de afecto, alegría, confianza... y
que para poder relajar su cuerpo era importante que co-
menzara a sentirse parte de este mundo, que su presen-
cia era tan importante y necesaria como la de los demás
seres y que la vida la acogía a ella de la misma mane-
ra que al resto. El desamparo que sentía al estar aisla-
da del mundo y de sí misma estaba debilitándola cada
día más, no sólo ya no podía vivir en sociedad sino que
cada vez toleraba menos alimentos. Se estaba desconec-
tando poco a poco de la vida.

El trabajo con S. no sólo consistió en ayudarle a
equilibrar su organismo con un tratamiento físico sino
también a encontrar un punto donde anclarse en ella
misma (para esto practicó la meditación), y a la vez de-
sarrollar el concepto de unión y confianza con la vida.

Me parece importante antes de comenzar el tratamiento
que te plantees en qué grupo te situarías y qué creencias
tienes respecto a tu salud y la candidiasis.

* ¿Tienes la certeza de que superarás la candidiasis o te
  sientes desesperanzado/a?

- ¿Qué crees que es la enfermedad, algo que te ataca o te somete? o ¿algo de lo que puedes aprender y utilizar a tu favor para modificar aspectos de tu vida?
- ¿Qué te han enseñado en tu educación sobre la enfermedad? ¿qué experiencias de enfermedades has tenido en tu entorno y cómo se han vivido?
- ¿Qué te han enseñado sobre la salud? ¿Qué es para ti la salud?
- ¿Has conocido a personas que hayan superado enfermedades graves? ¿cómo son esas personas de carácter?
- ¿Cómo te sientes anímicamente cuando te encuentras mal?
- ¿Qué sientes respecto a tu candidiasis? ¿Te avergüenza? ¿Te sientes víctima? ¿Sientes asco? ¿Agradecimiento? ¿Curiosidad? ¿Hartura?

Si tienes dificultad en aceptar tu candidiasis, vamos a tratar de buscarle un enfoque más útil y positivo. Entendiendo que la enfermedad es tu aliada en vez de tu enemiga y confiando en que a través de ella puedes llegar a partes tuyas que desconoces, el tratamiento te resultará mucho más profundo, efectivo, fluido y enriquecedor.

Busca la parte positiva de la candidiasis

Aunque te pueda parecer mentira, la candidiasis tiene un lado positivo y útil.

Ten presente y no olvides nunca que es más fácil estar sano que enfermo.

Cada una de nuestras células está programada para sobrevivir y hará todo lo posible, contra viento y marea, para mantenerse sana y viva. Precisamente de ahí nacen los síntomas, de la capacidad del organismo para buscar siempre el equilibrio y sobrevivir. Los síntomas son la manifestación de que la ayuda está en marcha. Dales la bienvenida y no trates de pelearlos o taparlos. Deja que tu cuerpo actúe.

Un ejemplo sencillo y parecido a lo que hacemos cuando enfermamos sería el de un incendio. Si en nuestra casa tenemos una alarma antifuego y se dispara, sería absurdo hacer lo posible por callarla sólo porque nos molesta el ruido y no podemos seguir viendo la televisión. Eso es precisamente lo que hacemos cuando utilizamos fármacos y/o remedios naturales para callar el síntoma. Enfadarse y pelearse con la alarma porque hace ruido es tan absurdo como renegar de los síntomas. Cuántas personas llegan a consulta rabiosas porque los síntomas no les permiten hacer su vida normal. Pocas personas se paran a pensar que hay un «foco de fuego» y que el síntoma es el camino para descubrirlo.

Los síntomas que sientes son la expresión de tu salud, no de tu enfermedad.

Míralo así, cuanto más débil está una persona, menos síntomas manifiesta. Compara el estado infeccioso de un niño y el de un anciano. El niño mostrará fiebre muy alta, síntomas agudos como vómitos, diarrea, pero en 48 horas estará de vuelta en el colegio como si no hubiera pasado nada. En cambio, un anciano difícilmente presentará fiebre alta, sus síntomas serán menos agudos pero más persistentes. Es posible que la infección le dure tiempo y que incluso se pueda complicar. Cuanto más fuerza para combatir un agente infeccioso como un hongo, bacteria o virus, más sintomatología puede haber.

La enfermedad y los síntomas nos aportan sinceridad, nos permiten ser. Lo que no se puede manifestar con conciencia pasa al plano físico para ser vivido. Los síntomas traen a la luz partes de nosotros que no son vividas desde la conciencia. Los Seres Humanos estamos llenos de matices, somos de todo un poco, generosos, egoístas, fuertes, vulnerables... pero, por educación, hemos ido enterrando esas partes nuestras que están mal vistas y no están aceptadas por nuestra sociedad, cultura o ámbito familiar. No está bien visto ser iracundo, llorón, vulnerable, necesitado, celoso, egoísta... sin embargo, la enfermedad y los síntomas nos dan la oportunidad de poder vivir esas fases escondidas. Enfermamos y de repente no podemos dejar de llorar o de sentirnos rabiosos, nos volvemos intolerantes, déspotas... La enfermedad nos permite decir lo que nunca hemos dicho, o a hacer lo que nunca hemos podido hacer. Tenemos más licencia para ser nosotros mismos. Y, tal vez, lo más sanador sea que los demás aceptan esa parte nuestra cuando estamos enfermos/as.

Observa cómo te sientes, qué emociones aparecen cuando estás con un brote o cuando te encuentras mal. Pregúntate si esas emociones te las permites sentir en tu día a día y piensa que, al menos con la enfermedad, puedes sacarlas a la luz y vivirlas. Esto te hace más completo y más sano. Tu candidiasis es tu válvula de escape.

También en ocasiones la candidiasis trae consigo atención por parte de los demás, compasión, o tal vez cariño.

Hace unos años traté a una mujer que me hizo entender esto. Vino a consulta con un cuadro severo de fibromialgia, fatiga crónica y candidiasis. Madre de dos hijas ya mayores, hacía muchos años que se encontraba mal. De hecho, toda la vida había sufrido síntomas de un tipo u otro. Comenzamos un tratamiento con dieta y

85

*suplementos nutricionales. En siguientes consultas em-
pezamos a limpiar las cándidas con antifúngicos. Cada
vez que venía a consulta me contaba algún avance pero
varios retrocesos. Su evolución era como subir una es-
calera mecánica al revés: demasiado esfuerzo para tan
poco avance. Sin duda, ella ponía todo su empeño en
mejorar pero siempre encontraba algún motivo, per-
cance, situación, fecha del año que se le cruzaba en el
camino para romper la dieta y retroceder. Reconocía
que su marido y especialmente sus dos hijas, estaban
muy pendientes de ella: le cocinaban, iban a visitarla,
le buscaban información, terapeutas, libros que habla-
sen de su problema, la animaban con gestos y palabras.
El caso es que ninguna terapia ni ninguna ayuda le había funcionado hasta entonces.*

*Un día en consulta abordamos el tema de su infancia
y se dio cuenta de que la única vez que se había sentido querida, cuidada y protegida, fue un día que se en-
fermó y su madre la abrazó para calmarle el malestar.
Contándolo me dijo que podía sentir ese abrazo como
si fuera ayer, una sensación cálida y muy amorosa que
nunca había olvidado y que nunca había vuelto a sentir. Al contarlo y traerlo a la conciencia se dio cuenta de
que la enfermedad era su forma de relacionarse y conseguir cariño. Desafortunadamente, a pesar de haber
descubierto algo importante, no quiso o no pudo adentrarse a trabajar este patrón. Aunque cuidando su dieta logró mejorar en varios aspectos, no se recuperó del
todo porque en su creencia, eliminar la enfermedad sig-
nificaba quedarse sin cariño. Para ella, sin duda, valía
la pena sacrificar su salud por amor. La candidiasis le
aportaba más beneficio que perjuicio.*

Pregúntate para qué te puede estar sirviendo tu candidiasis.

Toma las riendas de tu salud

Muchas personas vienen a consulta desesperanzadas y desanimadas, creen que su problema no tiene solución porque llevan años con síntomas. Después de probar muchos tratamientos, de hacerse análisis, pruebas e incluso operaciones, siguen sintiéndose mal y esto les causa una sensación de desesperanza y aislamiento. Creen que son raras, diferentes al resto, que su cuerpo, por motivos que desconocen, no es capaz de solucionar el problema. Por eso creen que lo único que les queda es encontrar un médico o terapeuta que obre el «milagro» y les cure.

En este punto hay que tomar las riendas de la propia salud y ponerse manos a la obra.

Para empezar, no hay nadie en este planeta que te pueda curar. Los médicos y terapeutas ayudamos con materia prima (medicamentos, plantas, vitaminas…) a que mejores, pero la curación única y exclusivamente la hace el cuerpo.

Retoma la confianza en tu cuerpo y en su capacidad de curación. Llevas todos los años que tienes demostrándote a ti mismo/a que tienes esta capacidad, lo que ocurre es que no has sido consciente de ello. Desde que naciste has estado combatiendo virus, bacterias, células cancerígenas, y un largo etcétera. Cada día de tu vida tu organismo ha estado trabajando para que puedas estar aquí, ahora, en este instante. No desestimes tu fuerza y energía vital, la tienes, aunque te sientas mal, aunque te duela lo que sea en este momento, tu fuerza y energía siguen estando.

No tienes que hacer nada extraordinario para conectarte a esta parte tan importante de ti, tu salud. No tienes que aprender a tener esa capacidad vital, es innata en ti, sólo tienes que ser consciente de que la tienes y agarrarte a ella para traspasar y superar esta etapa (y cualquier otra que puedas tener en tu vida). Agárrate a ella con confianza, aunque no te la creas todavía, simplemente confía en ella.

Te preguntarás entonces por qué, si el organismo tiende siempre hacia la supervivencia, llevas tiempo mal y no puedes curarte. El cuerpo necesita herramientas para hacer su trabajo. Cuando lo alimentas mal, lo estresas, lo privas de oxígeno y de sol, cuando le quitas horas de descanso, no lo mueves y no le permites alegría y placer para que se expanda, le estás mermando sus herramientas naturales para que pueda hacer su trabajo de mantenerte sano/a.

Es entonces cuando acabas creyendo que estás muy enfermo/a porque tu cuerpo no logra combatir una candidiasis, cuando en el fondo, tu pobre cuerpo está haciendo un trabajo asombroso y un gran esfuerzo por luchar contra los hongos sin apenas herramientas.

Tratamos a nuestro cuerpo con tiranía. Pretendemos que funcione óptimamente, sin darle lo necesario para que pueda trabajar en condiciones.

Aunque la mayoría de personas en tratamiento ve difícil dedicar parte de su tiempo a proporcionarse las herramientas básicas para mejorar su salud, en realidad es cuestión de prioridades y de organización. Aunque no podemos obviar que la vida es complicada para muchas personas por falta de tiempo y/o economía, dejar de comer algunas cosas y potenciar otras, caminar y/o descansar un poco más, focalizar la atención en lo positivo y buscar placeres gratuitos en cada día (como desayunar con música, ver una serie favorita, arreglar las plantas del balcón, darse una ducha relajante…) son actividades fáciles y baratas, que sólo necesitan algo de organización para poderlas llevar a cabo o ganas de hacerlas.

Vivimos sumidos en una vida que nos ha ido atrapando y de vez en cuando, especialmente cuando asoma una enfermedad, debemos parar, plantearnos cómo y por qué vivimos como vivimos y tomar las riendas de nuestra vida y salud… No puedes pretender mejorar tu salud haciendo las mismas cosas que te han llevado a la enfermedad.

Utiliza tus emociones para dirigir tu pensamiento

La mayoría de las personas que atiendo en consulta cree que para curarse necesita entender lo que está pasando, de lo contrario será imposible la recuperación. Todo lo contrario. Utilizar la mente desde la preocupación y desde la creencia de que estás enfermo/a, es contraproducente. Ya hemos visto anteriormente cómo nos afectan los pensamientos, cómo generan «moléculas de emoción» que llevan información hasta las células haciéndolas actuar según esa información y cómo solemos estancarnos en nuestro pensamiento. La mayoría de las veces no somos conscientes del tumulto de pensamientos negativos que pasan por nuestra mente día tras día.

Para adentrarse en el tratamiento es importante romper con el hábito del pensamiento machacón y pesado, repetitivo y negativo que nos mantiene en un estado de salud mediocre o enfermizo.

Sin embargo, no siempre sabemos lo que pensamos y no es fácil cambiar el pensamiento cuando no somos conscientes de lo que pensamos. Pero tampoco es necesario, lo único que necesitamos es escuchar nuestras emociones.

Una emoción negativa siempre procede de un pensamiento negativo. Con eso es suficiente. Cuando el pensamiento es inconsciente no nos damos cuenta de que lo estamos pensando y, sin embargo, con conciencia o sin ella, se genera una emoción. La emoción siempre es reconocida en el organismo y no pasa desapercibida. Cuando nos sentimos mal y no sabemos exactamente porqué, podemos estar seguros de que estamos pensando algo en discordancia con nosotros mismos. En ese momento, podemos hacer algo para cortar ese flujo de malestar, como buscar conscientemente algo que nos distraiga de ese pensamiento molesto. Escoge cualquier cosa que te resulte agradable (puede ser desde escuchar tu canción favorita a mirar una fotografía de tu mascota). Las posibilidades para distraer nuestra mente de pensamientos dañinos, es infinita.

Cuanto antes cortes el malestar emocional, mejor. Menos afectará a tu físico. No dejes que escale hasta que sea imparable. Estate presente en tu sentir.

Deja de aterrar a tu cuerpo

No rebusques en tu cuerpo signos de candidiasis. Muchas mujeres viven revisando con un espejito su zona genital evaluando la situación. No lo hagas, no le des fuerza.

Tampoco hables y te quejes del tema. Cuanto menos hables de tus síntomas, de tu enfermedad, de cómo te limita, menos presente estará en tu vida. Esto es así. Recuerda cómo el pensamiento afecta a cada una de tus células. No las bañes con negatividad.

No aterres a tu cuerpo con pensamientos catastróficos, del tipo «esto nunca se va a curar», «debo estar muy enfermo/a porque me siento muy mal» etc.

Quiero contar el caso de A.H. para ver hasta qué punto el miedo puede jugarnos malas pasadas.

A. vino a consulta con un cuadro de candidiasis vaginal. Hicimos tratamiento durante unos meses con buenos resultados pero ella seguía inspeccionando su zona genital obsesivamente. No confiaba en que su cuerpo realmente podía conseguir el equilibrio. En su caso fue necesario repetir el tratamiento varias veces para tranquilizarla demostrándole que todos los pasos se llevaban a cabo correctamente. Aún así, a pesar de la mejoría que experimentó a todos los niveles, ella seguía examinando su zona genital buscando el mínimo enrojecimiento, escozor o signo de flujo. Se hizo exámenes exhaustivos ginecológicos con ginecólogos convencionales y de medicina natural. Siempre todo salió bien (en comparación con los resultados del pasado que salían positivos). Un día vino a consulta diciendo que había empeorado mucho sin haber roto la dieta, ni dejado de tomar antifúngicos. Tratando de averiguar qué podía haber pasado, me contó que días atrás había tenido relaciones sexuales con un chico. Sin embargo, cuando me adentré a preguntarle sobre el tema, me contó que en el fondo había tenido las relaciones para ponerse a prueba, para ver si realmente a nivel genital estaba bien, y no porque el chico le gustara ni porque tuviera ganas de tenerlas. Obviamente la experiencia fue mal, le dolió y se irritó y eso le reconfirmó lo que ella insis-

tentemente venía creyendo: que seguía con candidiasis y que nunca se curaría.

Le expliqué que evidentemente tener relaciones sexuales como un examen de su zona genital no era lo más indicado ni para su cuerpo ni para su mente. Tener relaciones así impide una buena lubricación y por consiguiente puede producirse irritación y molestias severas no sólo en el momento sino durante incluso días después. En otras palabras, el miedo le condujo a forzar una situación que le provocó síntomas, y que, a su vez, le reforzó el miedo.

Las células de tu cuerpo tienen inteligencia, saben cómo resolver problemas, pero para ello necesitan que les facilites herramientas, no que interfieras en su trabajo ahogándolas con pensamientos destructivos y negativos. Prueba a poner el tratamiento que te propongo en marcha y mientras tus células trabajan, tú dedícate a seguir con tu vida y a cuidarte.

Atención con este tema del cuidarse. El cuidado debe partir de la idea base de que estás sano/a, a pesar de la candidiasis: «me cuido para permanecer sano/a, no para dejar de estar enfermo/a». Son dos enfoques completamente distintos.

No pienses en ti como un enfermo/a sino como una persona sana que, en este momento, tiene una interferencia en su salud. Nada más.

Respétate

Cuidarse es respetarse. En otras palabras, cuidarse es escuchar el cuerpo y proporcionarle lo que va necesitando durante el día y durante la vida. En este sentido somos como un bebé al cuidado de nuestra madre. El cuerpo pide que lo acuestes, lo lleves al baño, le des de comer, le hagas pasar un buen rato, lo saques a pasear, lo mimes y des cariño. Normalmente lo desoímos, no lo atendemos. Cuántas veces en consulta, cuando he sugerido hacer un buen desayuno, he escuchado: «no tengo tiempo de desayunar, voy con el tiempo justo». ¿Se te ocurriría salir en pijama porque tienes el tiempo justo?

Respeta tu cuerpo. Encuentra el tiempo para atenderlo.

Busca tus espacios libres de enfermedad y síntomas

Hay espacios en ti donde no llega la enfermedad. Búscalos. Observa en qué situaciones te olvidas de tus síntomas y procura permanecer al máximo en esos espacios.

Mira tu vida como si fuera un pastel cortado en porciones: familia, amigos, trabajo, aficiones, salud, espiritualidad, etc. No permitas que el malestar, la enfermedad, invada el resto de porciones. Acótala y dale la importancia justa y necesaria. Lo que, por ejemplo, sientes por tus hijos, padres, pareja, mascota, es intocable por la enfermedad o el malestar. Lo que te hace sentir una espectacular puesta de sol o una pieza de música ocurre en una parte de ti donde no puede llegar la enfermedad. La alegría, el amor, la felicidad, no son compatibles con el sufrimiento. No puedes sentir dos cosas opuestas a la vez, es una u otra. Sé consciente de dónde estás más a gusto y busca estar ahí tanto como puedas, es cuestión de intención.

Es importante que analices todo esto que te presento en este capítulo cuando comiences el tratamiento. Tómate tu

93

tiempo y haz los ajustes en tu mente que creas conveniente. Esta actitud mental debería acompañarte durante todo el tiempo que dure el tratamiento (y deseo y espero que siempre). Vuelve a este capítulo tantas veces como lo necesites para ayudarte a mantenerte en ella.

Cuando sientas que es el momento, ¡adelante! Seguimos con la Fase 2.

FASE 2. Dieta antifúngica y suplementos nutricionales

La dieta antifúngica

Esta fase es muy importante en todo el proceso porque cumple dos funciones básicas a la vez: debilitar a las cándidas y equilibrarte a ti.

La dieta antifúngica es una dieta muy sana con cantidad de beneficios (ve más adelante «¿Qué puedes esperar de la dieta?»). Aunque a primera vista impone y parece imposible de llevar a cabo, es mucho más fácil de lo que crees. Una vez que te adentres en ella, verás que el organismo se adaptará perfectamente a esta nueva forma de alimentarte. Recuerda que esta dieta es mucho más natural y afín a las necesidades de tu cuerpo que la dieta estándar que seguramente estás llevando o has llevado hasta ahora. Una vez pasada la primera semana de síndrome de abstinencia, todo será muy natural y llevadero.

La dieta es clave en el tratamiento. Si le sigues dando de comer a las cándidas, estas seguirán reproduciéndose y, si a la vez, las tratas de eliminar con antifúngicos, puedes acabar creando resistencia a ellos. Esto es lo que probablemente has estado haciendo hasta ahora. Tomar antifúngicos o ponerte óvulos vaginales sin cuidar la dieta, tiene como resultado que con el tiempo los tratamientos, que en un principio funcionaban, dejen de hacerlo.

Esta dieta rompe los esquemas de la pirámide de la alimentación de la Organización Mundial de la Salud (OMS) donde los carbohidratos (cereales, pan, pasta) se recomiendan como los alimentos base de nuestra alimentación diaria.

En los años sesenta y setenta, en EE.UU. unos científicos dieron la voz de alarma diciendo que las grasas saturadas (huevos, mantequilla, grasa de cerdo, carne grasa...) eran nocivas para la salud. A raíz de esa teoría se comenzaron a reducir las grasas y a aumentar los carbohidratos.

A partir de ahí todos los países industrializados adoptaron esa nueva idea de dieta y la población comenzó a consumir cereales y productos bajos en grasa (*light*), industrializados y ricos en azúcares.

El bajo consumo de grasas y el alto consumo de carbohidratos ha sido nefasto para nuestra salud, disparando, desde entonces, problemas como la diabetes, obesidad, endometriosis, ovarios poliquísticos, candidiasis, artritis, adicciones alimentarias, etc.

En la dieta antifúngica, por el contrario, se reducen al máximo los cereales (mucho mejor si los eliminas), y a cambio se aumentan los vegetales sin límite como base de todas las comidas, acompañándolos con proteínas de buena calidad (pescado, huevos, carne, marisco, frutos secos, semillas).

Es una dieta más parecida a lo que comían nuestros ancestros, mucho más natural y sana.

Te presento la dieta antifúngica.

Alimentos NO permitidos

- **Azúcares y edulcorantes** (azúcar, miel, sirope, melaza, estevia, dextrosa, sacarina, maltodextrina, fructosa, glucosa, ácido cítrico y alimentos que contengan edulcorantes de algún tipo como galletas, postres en general, refrescos, caramelos y chuches, bollería, chocolate, pasteles, natillas, helados, algunos embutidos...).
- **Fruta**.
- **Lácteos** (leche, mantequilla, queso, yogurt, crema, bechamel, croquetas, postres, helados...). Estos incluyen también los que no llevan lactosa.
- **Levadura** (pan, pizza, cubitos de caldo, sopas de sobre o de bote que la contengan...).
- **Fermentados** (vinagre, salsa de soja, sopa miso, sushi, té, cerveza con y sin alcohol, alcohol en general, yogur de soja, kefir, tempeh, chucrut, umeboshi...).
- **Patatas, champiñones, setas, calabaza, boniatos, castañas.**
- **Cacahuetes, pistachos y chufas.**
- **Gluten** (trigo -fideos, espaguetis, macarrones, pan, rebozados-, espelta, kamut, cebada, centeno, avena que no especifique «sin gluten»).
- **Maíz** (palomitas, nachos...).
- **Malta** y productos que la contengan, como sucedáneos del café o cereales de desayuno.
- **Bebida de soja, bebida de frutos secos** (excepto si la haces casera únicamente con frutos secos y agua), **bebidas de cereales** (arroz, avena, mijo, etc)
- Cuidado con el **sushi** (suele estar adobado en vinagre de arroz y azúcar) y **algunos platos de la comida**

97

japonesa que contenga fermentados o cualquiera de los alimentos NO permitidos.
*   **Cacao** y **algarroba**.
*   **Café**.
*   **Infusiones de regaliz y de frutas**.

Alimentos permitidos
*   **Vegetales** (todos excepto los mencionados antes «no permitidos»). Cuidado con la zanahoria y la remolacha. Se pueden comer, pero en poca cantidad y no concentradas en zumos o purés.
*   **Carne roja** y **blanca**. Es importante, siempre que sea posible, consumirla ecológica.
*   **Embutidos** de elaboración natural, sin azúcares ni conservantes ni aditivos.
*   **Pescado** de todo tipo, pero haz hincapié en el azul y dentro de este tipo las sardinas, boquerones y caballa. También se pueden comer, puntualmente, estos pescados en conserva, siempre leyendo los ingredientes y asegurándote de que no contiene ninguno «no permitido». Cuidado con el atún, por su acumulación de mercurio, y con el salmón criado en piscifactorías (mejor consumir salmón salvaje, si es posible, pero sin abusar).
*   **Marisco.**
*   **Huevos** ecológicos.
*   **Legumbres** de todo tipo: lentejas, garbanzos, judías blancas, rojas y negras, azuki etc.
*   **Algas** de todo tipo (excepto las personas con hipertiroidismo o con los anticuerpos de la tiroides elevados, como en el caso del hipotiroidismo autoinmune o de Hashimoto).

- **Tofu** pero sin abusar. No lo recomiendo en personas con problemas de hipotirodismo, ni en mujeres en la perimenopausia.
- **Arroz, quinoa, amaranto, mijo, trigo sarraceno** y **avena** (que especifique sin gluten). Los cereales no se deben tomar en grandes cantidades ni regularmente. Es mejor dejarlos para comidas puntuales.
- **Tostadas** o **tortas de cualquiera de los mencionados cereales**. Igualmente, no abusar de su consumo.
- **Harinas de esos cereales** y **harina de legumbres** para rebozar o hacer alguna crepe, sin abusar.
- **Pasta de esos cereales** y **pasta de legumbres,** sin abusar.
- **Aguacate, limón, coco, tomate.**
- **Frutos secos crudos** (almendras, nueces, avellanas…).
- **Bebida de frutos secos casera.**
- **Semillas crudas** (sésamo, girasol, calabaza, lino, chía, cáñamo…).
- **Puré de almendras, avellanas, sésamo** (tahín), **curcubita.**
- **Aceitunas** que no sean rellenas ni estén maceradas en vinagre.
- **Té verde, té blanco, rooibos, infusiones, achicoria.**
- **Aceite de oliva, aceite de coco** para cocinar. También se pueden utilizar, puntualmente, aceites de semillas de buena calidad, ecológicos y siempre en crudo.
- El **aceite de coco** a temperatura fría se solidifica y puede utilizarse como mantequilla.
- **Especias.**

Recuerda: toma lo mínimo de cereales y, a cambio, aumenta el consumo de vegetales.

La importancia del agua

Nuestro organismo no dispone de una reserva de agua y por eso necesitamos beber regularmente. Cuando no lo hacemos, aparece la deshidratación. Lo primero que hace el organismo cuando no recibe suficiente agua es limitar su pérdida a través de la reducción de orina y sudor. El siguiente paso es absorberla de cualquier parte del cuerpo que disponga de ella, como el caso del colon. Por esto es vital que bebas cada día suficiente agua embotellada (ver AYUDAS EXTRAS, pasos para una óptima hidratación).

Los efectos de la deshidratación aparecen mucho antes de que notemos los primeros síntomas de sed o de tener la boca seca. Cuando sentimos sed ya es demasiado tarde, estamos deshidratados. Al igual que no esperas a ahogarte para respirar, tampoco esperes a tener sed para beber.

Puedes hacer un test para saber si estás deshidratado/a:

Mantén el brazo caído y relajado durante unos segundos. Observa cómo se hinchan las venas de la mano. Ahora ve subiendo el brazo muy lentamente enfrente tuyo y no pierdas de vista el dorso de la mano. Si al llegar a la altura de los ojos, las venas siguen hinchadas es que estás deshidratado/a. Si, por el contrario, las venas van desapareciendo a medida que subes la mano, tu nivel de hidratación es bueno.

Alimentos para desintoxicar

Para ayudar a desintoxicar el hígado de forma natural con la alimentación, te recomiendo que aumentes el consumo de: col, coliflor, coles de Bruselas, brócoli, endibias, escarola, alcachofas, espárragos, nabos, tupinambo, pepino, cebolla, puerros, ajos y rúcula. Por supuesto, respetando la época del año de estos alimentos (por ejemplo, en invierno no comas pepino por muy desintoxicarte que sea. Escoge siempre vegetales de temporada).

En caso de que tengas hipotiroidismo evita, principalmente, la col, coliflor, brócoli y coles de Bruselas.

Adicciones alimentarias

Seguramente hay cosas en tu actual alimentación que te encantan (demasiado) y que a partir de ahora, en cuanto inicies la dieta, no vas a poner comer. Estás a punto de descubrir que tal vez tienes adicciones alimentarias.

Puedes identificarlas como «eso» que comes diariamente y que no podrías vivir sin ello. Algo que cuando se te acaba tienes que ir a comprar sin falta. Tal vez incluso hayas observado que no es lo que mejor te sienta o convenga pero no puedes dejar de comerlo.

Normalmente esta sensación no se tiene con los vegetales, fruta, pescado, huevos, carne o legumbres. Ningún alimento sano genera adicción. No es posible. Te pueden encantar las sardinas pero nunca te generarán adicción y por eso podrías pasar sin comerlas aunque te apetezcan mucho, y no pasaría nada. No he conocido a nadie que ante un disgusto amoroso o mucho estrés recurra a las sardinas para calmar su ansiedad. Ni que por dejarlas haya entrado en síndrome de abstinencia.

En cambio, sustancias como el chocolate o azúcar en cualquier de sus formas (galletas, bollería, helados, postres), queso, café con leche o cortado, pan, pasta, pueden aumentarnos determinadas sustancias químicas en nuestro organismo, como por ejemplo la dopamina, y crearnos adicciones.

Súmale a esto que la ingesta de estas sustancias se suele relacionar con momentos especiales del día. Por ejemplo, el café con leche a media mañana para romper con las demandas del trabajo; el chocolate de la noche viendo tu programa de televisión favorito; o la pizza del viernes noche cuando te desconectas de la semana.

Si no acabas de creer que puedes tener adicciones alimentarias, haz la prueba, comienza a hacer la dieta antifúngica y observa los primeros cinco días. Te sorprenderás.

¿Qué puedes esperar de la dieta?

Los primeros días de dieta son los peores momentos del tratamiento. El cuerpo reclama las sustancias adictivas que le has retirado de golpe. Tal vez sientas cansancio, hambre insaciable, mal humor, agravamiento de tus síntomas… No te preocupes, todo el malestar pasará en cuestión de días. Es sólo el síndrome de abstinencia. Algo desagradable pero no tiene que asustarte ni preocuparte.

Con los días y semanas, una vez retiras estas sustancias adictivas de tu alimentación y rutina, dejarás de pensar en ellas porque tus células, en realidad, no las necesitan, ni están programadas para hacer uso de ellas.

El cuerpo, por el contrario, está programado para comer sano, para sobrevivir, no para molestar a las células con sustancias tóxicas ni debilitantes. Eso va en contra de la naturaleza y de nuestra supervivencia.

102

Cuando retiras de tu alimentación este tipo de sustancias, pasan cosas muy interesantes en tu cuerpo: tus gustos y tu relación con la comida cambia, dejas de sentir hambre todo el día y de picar entre horas, tus músculos se fibran y pierdes grasa y celulitis, te deshinchas, aumenta tu energía, la piel se pone tersa. Te puede sonar a dieta milagrosa pero no lo es, lo único que ocurre es que consigues estar en tu estado natural. Lo natural no es estar hinchada y llena de celulitis, ni sentir hambre y cansancio todo el día, ni tener la piel seca... lo natural es estar en tu pleno potencial y sentir bienestar.

Seguir la dieta es mucho más fácil de lo que te imaginas. Recuerda que tu cuerpo está más programado/a para este tipo de alimentación que para la que has llevado hasta ahora. La frase más repetida de las personas que vienen a consulta y que están terminando el tratamiento es «¡¡¡¡¡quiero seguir con esta dieta!!!!!», cuando al principio no se podían imaginar llevándola a cabo.

Durante el tratamiento, enfócate en los beneficios que te vaya aportando la dieta y no en lo que no puedes comer. Quítale hierro y utilízala para aprender sobre ti. Esta dieta te puede demostrar que eres más fuerte y con más sentido del compromiso hacia ti de lo que crees. Aprenderás que estar sano/a es más fácil de lo que imaginabas (porque es lo natural) y que sin adicciones alimentarias es fácil escuchar tu cuerpo. Cuando sientas que vas al unísono con él, aumentará tu seguridad en ti mismo/a.

Con esta dieta pueden salir a la luz aspectos de tu vida que estaban tapados por tus hábitos alimenticios. Las adicciones de la comida te alejan de ti, como ocurre con cualquier otra adicción. Cuanto más te adentras en la adicción, más te distancias de tus sensaciones, percepciones, intuición y mensajes que te da el cuerpo. Las adicciones te estancan, te impiden avanzar y sentir la vida con intensidad.

Esta dieta, además de limpiar adicciones alimentarias, ayuda a parar el crecimiento de hongos, refuerza el sistema inmunitario (el sistema de defensa que te ayuda a protegerte de infecciones fungales, bacterianas y víricas, y del cáncer), equilibra el sistema hormonal, aumenta la energía, favorece la claridad mental y ayuda a que convivas en armonía con los microorganismos de tu cuerpo.

Si te agobia pensar en la dieta y crees que es difícil llevarla a cabo, piensa que es mucho más difícil vivir a medio gas, sentirte mal la mayor parte del tiempo, no disfrutar del día a día, tener limitaciones sexuales por las molestias, sentir indigestión toda la tarde, arrastrarte del cansancio, no poderte levantar de la cama por las mañanas...

Comprométete con la dieta

Es importante que te comprometas a hacerla y que no la rompas. El hacer la dieta estricta durante unos días y romperla cada vez que tienes un ataque de rebeldía o de victimismo, o cada vez que sales con los amigos a cenar, te hace volver al principio y tener que comenzar de cero. Esta situación te acabará quemando y, por el contrario, apenas habrás conseguido resultados positivos.

No te olvides que eres tú quien ha escogido seguir este proceso, así que coge las riendas y siéntete en control. No eres víctima de nada, ni tienes que rebelarte contra nadie ni contra nada. Eres la única persona responsable de ti misma y de tu salud. Conecta con tu compromiso. Enfócate en lo que vas a conseguir a cambio.

¿Cuánto tiempo dura?

Ten paciencia.

Hablando en términos generales, el tratamiento suele durar, aproximadamente, entre seis y nueve meses, aunque cada persona es un mundo y el tiempo puede variar. Sin embargo, raramente un tratamiento suele concluir antes de los seis meses.

El motivo de que la dieta y tratamiento duren esos meses, no es sólo porque es lo que suele necesitar el organismo para limpiar los hongos y para que el sistema inmunitario se fortalezca lo suficiente, sino porque se necesita tiempo para integrar nuevos hábitos. Para que aprendas a alimentarte bien, limpies adicciones alimentarias y puedas cambiar realmente los antiguos patrones que seguramente te llevaron a desarrollar la candidiasis, necesitas un tiempo de integración. Por eso, ten paciencia.

Lo que te ocurrirá, aunque ahora no lo creas, es que te sentirás tan bien haciendo este tipo de dieta que excepto por la fruta y los vegetales no permitidos, el resto no querrás volver a introducirlos en tu alimentación de forma regular. Parece misión imposible pero no lo es. Todo vendrá de forma natural, sin pensarlo ni forzarlo.

¿Es necesaria la variedad en la dieta?

Hasta el 2016 creía que sí. Así lo aprendí en la carrera y así lo he leído en muchos libros de alimentación a lo largo de mi carrera. Sin embargo, la montaña me ha hecho cambiar de idea.

Aquí he hecho amigos que viven de sus cultivos y animales de granja y he observado cómo se relacionan con su entorno.

Esto último me ha hecho plantearme algo que desde hace tiempo me estaba preguntando: ¿cuánta verdad encierra la idea de que la alimentación debe ser muy variada?

Basándonos en esa teoría de la variedad, comemos sin tener en cuenta qué alimentos corresponden a cada estación del año. Por ejemplo, podemos desayunar piña y comer ensaladas de tomate y pepino en pleno invierno. Esto no es posible cuando vives en sintonía con la Naturaleza, sencillamente porque ella no te permite semejante extravagancia.

En primavera, por ejemplo, es tiempo de cebollas, ajos, espárragos, rábanos, endibias, habas, guisantes… Alimentos excelentes para depurar el organismo. Es, precisamente en esta época del año, cuando los meridianos del hígado y la vesícula biliar tienen mayor energía, y por eso siempre se recomienda hacer depuraciones durante estos meses.

En verano disponemos de frutas de color rosa, rojo y amarillo, como ciruelas, cerezas, sandía, albaricoques, tomates… los colores del betacaroteno y el licopeno, tan importantes para la protección solar. ¿Casualidad? En absoluto. Todo está maravillosamente orquestado por la Naturaleza y cuando alteramos su equilibrio pagamos las consecuencias.

Se dice que la alimentación debe ser muy variada. Sin embargo, en la montaña no veo esa variedad, ni en la alimentación de caballos, vacas o pájaros, ni en la de mis vecinos, que se alimentan de lo que cultivan.

No creo que la Naturaleza se haya equivocado durante miles de años. No creo que el Ser Humano haya estado mal nutrido hasta ahora y que, sin embargo, haya sobrevivido y evolucionado como lo ha hecho.

Ahora, desde el aprendizaje de vivir en sintonía con mi entorno, pienso que no es necesaria tanta variedad en nuestra alimentación (excepto la variedad que nos proporcionan los cambios de estación). Considero que es mucho más importante la calidad cuando hablamos de una alimentación sana. Al fin y al cabo, así es como la Naturaleza nos agasaja: con una discreta variedad estacional y mucha calidad. Y cuando hablo de calidad me refiero a 100% ecológica, fresca y de temporada.

En la montaña la vida es sencilla. Cuando observas y aprendes de la Naturaleza, te das cuenta de que comer debería ser algo sencillo y natural; sin embargo, hemos acabado intelectualizando esta necesidad humana. Hemos perdido el instinto de la comida, los sabores dulces y salados concentrados han desvirtuado nuestras papilas gustativas, los aditivos químicos en la comida nos desnutren y desequilibran, comemos guiados por las adicciones que hemos desarrollado con la comida industrializada, y todo ello a pesar de que hoy comemos de forma más variada que nunca. Es evidente que la variedad no es la clave de una alimentación sana, lo es la calidad.

Te recomiendo que comas de temporada, de proximidad y ecológico siempre que puedas. Te pueden parecer caros los productos ecológicos pero enseguida verás que comes menos. La comida ecológica está mucho más nutrida y satisface mucho más.

Cuantos menos pesticidas, herbicidas y químicos le des a tu organismo, más oportunidad tendrá para buscar su equilibrio y protegerte de la candidiasis o de cualquier otro desajuste.

Dieta ecológica

Afortunadamente cada vez hay más conciencia respecto a la alimentación ecológica. Cada día se abren más supermercados y tiendas destinados a este tipo de alimentación y cada vez se encuentran más clientes en estos centros.

Sigue habiendo muchas personas escépticas que consideran que lo ecológico es una tomadura de pelo. Tengo amigos que se dedican al cultivo ecológico aquí en el Pirineo y veo las inspecciones a las que son sometidos anualmente. Los inspectores pasan el día entero con el agricultor revisando la tierra, los libros de contabilidad y también el almacenamiento de la cosecha.

La inspección es muy rigurosa. Un agricultor que cultive, por ejemplo, trigo ecológico, no puede cultivar, a su vez, en otro campo, trigo no ecológico. No puede haber repetición de lo cultivado para que no haya fraude ni confusión. Entre un campo de cultivo ecológico y uno no ecológico tiene que haber una distancia de unos 20 metros para asegurarse de que no hay contaminación química. Una producción ecológica no puede estar almacenada en un lugar donde hayan químicos de ningún tipo. Y algo muy importante es que se respete la rotación de los cultivos. O sea, por ejemplo, una vez cada varios años es obligado que se cultiven leguminosas para aportar y fijar nitrógeno a la tierra.

Los auditores se aseguran también de que la parte económica coincida con la producción. En otras palabras, lo vendido no puede superar a lo producido porque eso podría significar que han vendido fraudulentamente cosecha no ecológica.

Si no confías en los productos ecológicos, sólo tienes que probarlos… el pollo tiene la carne mucho más fibrada y oscura; los tomates saben a tomates; las zanahorias son mucho más dulces; los huevos tienen una cáscara más dura y difícil de romper... la diferencia es notoria.

Aprende a leer las etiquetas

Es muy importante, cuando leas los ingredientes de los alimentos que compres, que te fijes en «ingredientes» y no en «composición». En composición verás que se especifican los porcentajes de azúcares, grasas y proteínas que contienen los alimentos. Por supuesto, en cualquier carbohidrato encontrarás el azúcar natural que contiene y esto puede traer confusión. Lo importante es que te fijes en los ingredientes y evites cualquier alimento que contenga los no permitidos.

No te fíes de etiquetas donde indiquen, por ejemplo, «sin azúcar». Lee todos los ingredientes porque a veces es cierto que no ponen azúcar pero sí maltodextrina o sirope de ágave, por mencionar algunos. No te fíes de los embutidos que ponen «natural». ¡Lee las etiquetas!

Cuanto más sencilla una etiqueta, mejor. Debes evitar los aditivos, conservantes y potenciadores de sabor. Por ejemplo, si tienes que comprar tomate triturado escoge una marca que no lleve añadido ácido cítrico, ni azúcar, ni ningún conservante. En el supermercado se suelen encontrar varias opciones del mismo alimento. Escoge siempre en función de ingredientes en vez de por estética, marca o precio.

Los ingredientes aparecen siempre marcados en orden de cantidad utilizada, de mayor a menor. Busca siempre etiquetas donde el orden de los ingredientes sea coherente con una buena alimentación.

Trucos para que la dieta sea más fácil de llevar

Lo más importante en esta dieta es la organización porque no es una dieta fácil para improvisar. No puedes quedarte sin comida en casa e improvisar bajando al bar a comerte un bocadillo o pedir una pizza por teléfono, como seguramente hacías hasta ahora. Por lo tanto, invierte tiempo y dinero en tener una despensa llena para tus necesidades.

Ten siempre de todo lo que puedas comer. Así, si tienes un ataque de hambre o abres la nevera y ves el queso de tu pareja, no tendrás la tentación de comértelo si tú también tienes tus «caprichos», como por ejemplo, un jamón ibérico rico o un humus con trozos de apio y zanahoria, o unas almendras crudas a las que les puedes añadir aceite de oliva y una pizca de sal con especies.

Tampoco es necesario que te pases el día cocinando. Aprovecha el momento que cocines para organizar varias comidas… por ejemplo, hierve media docena de huevos y guárdalos en la nevera, así podrás ir utilizándolos durante la semana sin necesidad de hervirlos cada vez que te apetezca uno.

Igualmente cuando hagas puré, caldo, o legumbres cocina para varias comidas y congela.

Para envasar es recomendable que inviertas en buenas fiambreras y si puede ser las que envasan al vacío.

Cuando cocines caballa o sardinas al horno, pon una cuantas más extras. Estos pescados cocinados al horno y fríos son geniales para añadirlos en ensaladas o para desayunar.

Las tortillas vegetales son excelentes para comerlas

frías. Puedes cocinar una grande y utilizarla en los siguientes días. Lo importante es que las guardes adecuadamente en fiambreras.

Un truco muy útil para que no te dé pereza hacer verduras y ensaladas: cuando vengas del mercado y descargues todo lo comprado, pon a remojar un rato en agua con vinagre todos los vegetales, acláralos y guárdalos ya limpios para ser consumidos cuando quieras.

Ideas de comidas

Aquí tienes algunas ideas de comidas, a pesar de que no soy partidaria de diseñar dietas. Pienso que comer no debe ser un acto mental sino instintivo. Seguir una dieta limita la escucha al cuerpo y, precisamente, la escucha de uno mismo es lo que pretendo fomentar con este libro y en mis consultas.

Pregúntate qué te apetece comer. Es cierto que esta pregunta no es la adecuada antes de comenzar el tratamiento. Cuando el organismo está en desequilibrio y con adicciones, lo que más te apetece es comer todo aquello que te mantiene en desequilibrio. Pero una vez hayas pasado el síndrome de abstinencia, verás que tu cuerpo te irá indicando qué necesita para irse reparando y reequilibrando.

Las siguientes ideas de comidas son simplemente unas pinceladas para que te hagas una idea de en qué consiste esta dieta antifúngica.

Desayunos

- Aguacate, jamón salado, tomates cherries y aceitunas.

⅋

- Crepe de trigo sarraceno (huevo, agua, harina de trigo sarraceno). Una vez hecha la crepe, untar mantequilla de coco (aceite de coco solidificado en la nevera) o mantequilla de almendras, avellanas o tahín.

⅋

- Un par de huevos duros, pimientos asados y fríos, espárragos.

⅋

- Crudités de zanahoria, apio, pepino, pimientos con tahín o humus y un puñado de frutos secos.

⅋

- Batido de apio, pepino, zanahoria (utiliza sólo una), hojas verdes, aguacate, semillas y frutos secos.

⅋

- Tostadas de trigo sarraceno con algún tipo de hoja verde (rúcula, espinacas, canónigos), con tofu o pollo (de la noche anterior).

⅋

- Tortas de arroz, un tomate con aceite, aceitunas negras, atún o caballa.

Comidas

- Lentejas rojas (se cocinan en 10 minutos) cocinadas con cebolla, ajo, acelgas, espinacas, una zanahoria, chirivía, puerros, apio.
- Ensalada de rúcula, tomate, pepino, rabanitos y algas para ensalada, semillas varias.

- Berenjenas con tupinambos al horno.
- Rehogado de cebolla, espinacas, pimiento, apio, ajo y calabacín.
- Lomo de cerdo ecológico.

- Caballa al horno
- Berenjena, calabacín y cebolla rebozados en harina de garbanzo.
- Ensalada de escarola, lechuga, tomate, pimiento rojo y espárragos.

- Pollo al horno con pimientos, cebolla, chirivías.
- Ensalada de pepino, canónigos, espárragos, alcachofas, lechuga, tomates cherries, aceitunas negras.

- Puré de cebolla, puerros, coliflor, col, espinacas, acelgas, nabo, una zanahoria, apio, calabacín, lechuga, pimiento rojo, espárragos, apio.
- Boquerones rebozados con harina de garbanzo.
- Ensalada de tomate, rúcula y rabanitos.

- Sopa juliana (cebolla, puerros, una zanahoria, nabos, col, apio).
- Hamburguesa de ternera.
- Ensalada de endibias, tomate, espinacas, tupinambo, alcachofas.

❧

- Sardinas con cebolla, una zanahoria, espárragos y tupinambos al horno.
- Verduras al vapor: brócoli, judías verdes, calabacín y puerros.

Cenas

- Tortilla de berenjena, calabacín, cebolla, espárragos.

❧

- Puré de verduras (puede ser el mismo de las ideas de «Comidas»)
- Pescado blanco (tipo merluza, gallo, rape etc.)

❧

- Sopa juliana (como la recomendada en «Comidas») con huevo duro.

❧

- Tofu con pimientos rojos, tomates cherries, calabacín, puerros, espinacas, nabos, chirimías, aceitunas negras, todo rehogado.

❧

- Ensalada de lechuga, canónigos, espinacas, espárragos, tomate, rabanillos, rábano negro y humus con tortas de arroz.

ॐ

- Brócoli, una zanahoria, tupinambos al vapor con filetes de pavo.

ॐ

- Pimientos, calabacín, alcachofas, espinacas, cebollas, puerros y guisantes rehogados con jamón y huevo.

Las ensaladas y todos los platos de vegetales (purés, rehogados, vapor, etc.), se pueden enriquecer espolvoreando semillas molidas por encima. Varía las semillas para no utilizar siempre las mismas. Puedes comprar lino, girasol, sésamo, cáñamo, calabaza, etc., y molerlas por separado, guardarlas en botes de cristal en la nevera y mezclarlas de formas distintas según la comida y según tus gustos.

También puedes utilizar algas para enriquecer sopas, purés, ensaladas, rehogados.

Los frutos secos y el coco los puedes utilizar si tienes hambre entre horas.

Con este tipo de dieta no encontrarás bebidas para tomar en bares o si sales de copas. Tendrás que conformarte con pedir agua con gas, hielo y limón. Si es verano puedes pedir alguna infusión con hielo o jugo de tomate (asegúrate de que no lleva edulcorantes) con hielo.

En las ideas de desayunos he incluido la mayor parte del cereal permitido. Entiendo que adentrarse en una dieta de estas características es un salto muy grande para hacerlo de golpe. Sin embargo, conforme vayas acostumbrándote a la dieta, te aconsejo que reduzcas el consumo de tostadas y crepes. Los desayunos entonces serán como comidas o cenas, pero más ligeros. Puedes utilizar atún, anchoas, tofu,

humus, salmón ahumado (vigila que no lleve azúcar añadido), olivada, pollo, sardinas o caballa (hechas al horno el
día anterior y utilizadas en frío)...

Como puedes ver en esta dieta le doy mucha importancia al consumo de vegetales en todas sus formas. Utiliza tu
creatividad. Me he limitado a poner los más comunes pero
utiliza otros que tú conozcas o te gusten aunque no estén
incluidos en la dieta. Repito, opta por vegetales de proximidad, temporada y ecológicos. En estas ideas he mezclado todo pero estos menús debes adaptarlos a cada estación
del año.

Comer un plato de brócoli al vapor con una hamburguesa puede ser aburrido. Por eso, te propongo que utilices vegetales en distintas formas y texturas en una misma
comida. Por ejemplo, puedes utilizar vegetales en puré,
sopa, al horno, vapor, en crudo, rebozados, rehogados o
al «wok».

Te incluyo ideas de vegetales que puedes utilizar de diferentes maneras. Son sólo unas ideas, seguro que se te
ocurren más para añadir a la lista.

Purés/sopa juliana
- Espinacas
- Judías verdes
- Lechuga
- Acelgas
- Brócoli
- Col
- Zanahoria
- Calabacín
- Puerro
- Cebolla

- Nabo
- Chirivía
- Rábano negro
- Tupinambo
- Pimientos
- Apio
- Espárragos

Rehogado o al wok
- Berenjena
- Cebolla
- Puerro
- Ajo
- Calabacín
- Zanahoria
- Pimiento verde y rojo
- Alcachofa
- Apio
- Col
- Brócoli
- Espinaca
- Espárragos

Al vapor
- Col
- Coliflor
- Brócoli
- Calabacín
- Zanahoria
- Chirivía
- Cebolla
- Alcachofa

- Espinaca
- Acelgas
- Judías verdes
- Apio
- Ajo

Al horno
- Coles de Bruselas
- Cebolla
- Berenjenas
- Calabacín
- Zanahoria
- Alcachofa
- Chirivías
- Endibias
- Espárragos
- Tupinambos

En crudo
- Lechuga
- Endibias
- Alcachofa
- Rúcula
- Canónigos
- Escarola
- Tomate
- Pepino
- Apio
- Rabanito
- Pimientos
- Espinacas
- Espárragos

- Calabacín
- Rábano negro
- Tupinambo

Rebozado
- Berenjena
- Calabacín
- Espárragos
- Zanahoria
- Brócoli cocido
- Coliflor cocido
- Cebolla

El tupinambo y la chirivía, son magníficos vegetales sustitutos de la patata. El tupinambo tiene excelentes propiedades para desintoxicar el hígado. Se puede encontrar en tiendas y verdulerías ecológicas.

Suplementos nutricionales

Esta segunda fase, además de la dieta, incluye también suplementos nutricionales.

Estos tienen una función muy importante. Por un lado, te ayudan a desinflamarte, a través de activar las enzimas antiinflamatorias del organismo, y por otro, fortalecen tu sistema inmunitario, regulan tus hormonas, ayudan a desintoxicar tus células y a regenerar tu organismo.

Cuando termines la siguiente Fase 3 y ya no tomes antifúngicos, tu sistema inmunitario será el encargado de mantener las cándidas bajo control. Por eso, considero muy importante darle especial soporte desde el principio del tratamiento.

119

Las personas con candidiasis normalmente sufren de mala absorción y, por tanto, de desnutrición celular. Un organismo desnutrido difícilmente dispondrá de un sistema inmunitario sano y fuerte para superar una candidiasis.

Los suplementos nutricionales siempre deben individualizarse, respetando y adaptándose a las necesidades de cada persona. No consiste en tratar la candidiasis sino a la persona con candidiasis. Sin embargo, en un libro no puedo personalizar, pero sí puedo dar unas pautas de suplementos básicos y muy efectivos.

Tal vez te preguntes qué sentido tiene tomar suplementos nutricionales si tienes mala absorción. En cuanto eliminas sustancias inflamatorias como el azúcar, gluten y lácteos, se inicia de inmediato el camino de la desinflamación. Recuerda que tu programación biológica te inclina hacia la salud y tu organismo a la mínima que pueda hará todo lo posible por encontrar el equilibrio. Así pues al poco de iniciar la dieta notarás que comienzas a absorber mejor. Esto se puede traducir en tener necesidad de comer menos, ganar peso si estás excesivamente delgado/a, mejorar tono y tersura en la piel, cabello y uñas más fuertes, más energía…

En mi terapia suelo trabajar únicamente con las sustancias de las que está compuesto el organismo, excepto en el caso de los antifúngicos. O sea, el cuerpo está compuesto de vitaminas, minerales, aminoácidos y ácidos grasos esenciales (Omegas) y sólo trabajo con esas sustancias, combinándolas según las necesidades de la persona.

Como base es importante tomar un suplemento nutricional. Este puede ayudar al hígado a llevar a cabo su función de desintoxicación (proceso muy activo durante el tratamiento); a producir energía; y a resolver algunos de

120

los muchos síntomas que pueden ser producto de una deficiencia de nutrientes y suelen empeorar la candidiasis.

El mercado está lleno de multinutrientes. Sin embargo, es importante escoger uno que contenga unas dosis altas de vitaminas y minerales, de lo contrario el efecto en el organismo será mínimo. Dependiendo de tus necesidades bioquímicas tendrás que tomar el multinutriente que mejor te vaya. Por ejemplo, si presentas síntomas de deficiencia de las vitaminas del grupo B, será importante que busques un suplemento que incluya entre 50-100mg de estas vitaminas; si, además o por el contrario, muestras carencia de minerales deberás buscar un suplemento rico en magnesio (entre 200-400mg), zinc (mínimo 30mg), cromo (mínimo 200mcg); si fumas o te expones de forma regular a contaminación o sustancias tóxicas, además de los anteriores suplementos deberás tomar vitamina C (mínimo 2000mg). De todas formas, la vitamina C es una de las vitaminas clásicas que siempre doy porque la considero fundamental para todo el mundo y es de las pocas vitaminas que no produce el cuerpo. Suelo recomendar 2000mg diarios como base.

Con una combinación de estos suplementos es casi seguro que notes cambios positivos en tu nivel de energía, ansiedad por carbohidratos, síndrome premenstrual, defensas, retención de líquidos,…

Sobre esta base, puedes añadir cualquier nutriente que consideres se ajusta a tus necesidades particulares.

Las deficiencias más comunes que suelen presentar las personas con candidiasis son: la gama de todas las vitaminas B, vitamina C, vitamina D, magnesio, zinc, cromo, y omega 3.

Vitaminas B

Las vitaminas del grupo B son vitales para producir energía, mantener el cerebro en plena forma y ayudar a responder antes el estrés. Además, funcionan activando la respuesta de anticuerpos, produciendo células imunitarias y manteniendo sanos los órganos relacionados con la inmunidad.

En concreto la vitamina B2 es necesaria para la producción de la enzima glutatión peroxidasa, la cual combate los radicales libres que se producen en presencia de la candidiasis.

La vitamina B3 destruye formaciones de células inmunitarias ineficientes. Activa la enzima delta-5-desaturasa para el metabolismo de los ácidos esenciales (Omega 3 y 6).

El ácido fólico y la vitamina B12 son necesarios para producir glóbulos rojos y para la desintoxicación de productos químicos, como pesticidas y drogas. Recuerda que uno de los efectos negativos más importantes de la candidiasis es que produce una saturación del sistema de desintoxicación del organismo.

La colina se convierte en un compuesto llamado dimetilglicina, el cual aumenta la producción de linfocitos, además de actuar como agente de desintoxicación neutralizando los efectos de sustancias tóxicas.

La vitamina B6 es fundamental para aumentar la función del timo y la inmunidad celular, y ayuda a metabolizar el magnesio y a absorber mejor el zinc (ambos minerales importantes en el tratamiento de la candidiasis y que podrás leer más adelante). También activa la enzima delta-6-desaturasa, necesaria para el metabolismo de los ácidos grasos esenciales (Omega 3 y 6).

Las vitaminas B3, B5 y B6, cumplen una labor importantísima en el control de la glucosa del organismo. Este

122

aspecto es fundamental a la hora de tratar la candidiasis ya que la glucosa es uno de los alimentos favoritos de las cándidas. Además, estas vitaminas equilibran las glándulas suprarrenales, el páncreas e hígado: principales órganos controladores de la glucosa.

Una deficiencia de las vitaminas B1, B2, B3, B5, B6, ácido fólico y botina produce una marcada reducción de anticuerpos, complemento y glóbulos blancos.

El grupo de las vitaminas B trabaja en sinergía. La ingesta de una de las vitaminas B por sí misma y durante un periodo de tiempo de más de un par de meses, puede causar desequilibrios de otras vitaminas del grupo B. Cualquier vitamina B que se considere necesaria añadir durante el tratamiento deberá hacerse con un complejo de las vitaminas B o con un suplemento multinutriente que las contenga todas.

*Síntomas relacionados con la deficiencia de la **vitamina B1**:*
- Dolor muscular
- Dolor de ojos
- Irritabilidad
- Poca concentración
- Pinchazos en las piernas
- Falta de memoria
- Dolor de estómago
- Estreñimiento
- Cosquilleo en las manos
- Latidos rápidos de corazón

Dosis óptima: 100mg diarios con comida.

*Síntomas relacionados con la deficiencia
de la **vitamina B2**:*
- Escozor o sensación de quemazón de ojos
- Ojos sensibles a la luz
- Lengua irritada
- Cataratas
- Pelo graso
- Eczema o dermatitis
- Uñas quebradizas
- Labios cortados

Dosis óptima: 100mg diarios con comida.

*Síntomas relacionados con la deficiencia
de la **vitamina B3**:*
- Falta de energía
- Diarrea
- Insomnio
- Dolor de cabeza o migraña
- Falta de memoria
- Ansiedad o tensión
- Depresión
- Irritabilidad
- Encías blandas o propensas a sangrar
- Acné

Dosis óptima: 100mg diarios, con comida, si se consigue como niacina. Cuidado con esta versión porque puede producir un acusado y molesto rubor en la piel. Es mejor consumirla en su forma «no ruborizarte» o utilizar la versión «nicotinamida» o «niacinato». En estas dos últimas versiones la dosis recomendada es de 250mg al día, con comida.

124

Síntomas relacionados con la deficiencia
de la vitamina B5:

- Temblores musculares o calambres
- Apatía
- Falta de concentración
- Sensación de quemazón en los pies o dolor de talones
- Náuseas o vómitos
- Falta de energía
- Fatiga al mínimo ejercicio
- Ansiedad o tensión
- Rechinar de dientes

Dosis óptima: 250 - 500mg diarios con comidas.

Síntomas relacionados con la deficiencia
de la vitamina B6:

- Incapacidad para recordar sueños
- Retención de líquidos
- Cosquilleo en las manos
- Depresión o nerviosismo
- Irritabilidad
- Temblores musculares o calambres
- Falta de energía
- Piel seca

Dosis óptima: entre 100 y 200 mg diarios con comidas. Lo ideal es tomar esta vitamina en su forma activa, P-5-P. En este caso, con 50mg es suficiente.

Síntomas relacionados con la deficiencia
de la vitamina B12:

- Cabello en malas condiciones
- Eczema o dermatitis
- Boca sensible a lo frío y caliente

125

- Irritabilidad
- Ansiedad o tensión
- Falta de energía
- Estreñimiento
- Dolor muscular
- Palidez

Dosis óptima: Alrededor de 1.000 mcg diarios con comida. Esta vitamina tiene efecto calmante y se puede tomar con la cena.

*Síntomas relacionados con la deficiencia de **ácido fólico**:*
- Eczema
- Labios cortados
- Canas prematuras
- Ansiedad o tensión
- Falta de memoria
- Falta de energía
- Poco apetito
- Dolor de estómago
- Depresión

Dosis óptima: 400-800mcg diarios. Es recomendable tomar esta vitamina en su forma activa, metilfolato. En el caso de histadelia es mejor no tomar esta vitamina. Existe un complejo B sin ácido fólico, se llama B-Plex de la marca Biocare.

*Síntomas relacionados con la deficiencia de **biotina**:*
- Piel seca
- Cabello en malas condiciones
- Canas prematuras
- Dolor muscular

- Poco apetito o náuseas
- Eczema o dermatitis

Dosis óptima: 1.000 - 3.000 mcg diarios con comida.

Es muy importante que las vitaminas del grupo B no provengan de levaduras. Asegúrate de que en el envase lo especifique. Difícilmente encontrarás un multinutriente o un complejo de las vitaminas B con una dosis tan elevada de biotina. Si crees que necesitas una dosis alta, lo mejor es que añadas botina extra a tu tratamiento.

Vitamina C

Entre la gran cantidad de efectos positivos que ofrece la vitamina C para el organismo, uno muy importante para el tratamiento de la candidiasis es que refuerza y estimula el sistema inmunitario, y, más concretamente, proporciona grandes beneficios a los anticuerpos y glóbulos blancos.

Otra función muy importante de esta vitamina es que ejerce un poderoso efecto contra la histamina. Como ya he mencionado en el capítulo sobre los síntomas de la candidiasis, el acetaldehido favorece la producción de histamina, la cual causa inflamación en el organismo y suprime los efectos de los glóbulos blancos. La vitamina C previene la secreción de histamina y aumenta su desintoxicación.

Por otro lado, la vitamina C es necesaria pare que las enzimas antioxidantes (glutatión peroxidasa, catalasa y superóxido dismutasa) naturales de nuestro organismo trabajen eficientemente.

En el capítulo sobre los síntomas de la candidiasis he explicado que el acetaldehido destruye el glutatión, el cual

127

es fundamental para el sistema de desintoxicación de nuestro organismo. Por el contrario, la vitamina C eleva y mantiene los niveles sanos de glutatión en los tejidos.

La vitamina C ayuda a producir serotonina, la cual induce a una sensación de calma y concentración (aunque a su vez produce energía).

Es, por otro lado, fundamental para aumentar la función hormonal del timo y la inmunidad celular. Además es necesaria para activar la enzima delta-5-desaturasa, la cual ayuda a metaforizar los ácidos grasos esenciales (Omega 3 y 6). Estos ácidos son muy importantes para el funcionamiento del sistema inmunitario, el control de la inflamación en el organismo y ayudan a que la insulina trabaje eficazmente.

La vitamina C es uno de los nutrientes más importantes para la salud de las glándulas suprarrenales, las cuales se debilitan antes cualquier situación de estrés crónico, ya sea emocional o físico (como es el caso de la candidiasis).

*Síntomas relacionados con la deficiencia de **vitamina C**:*
- Resfriados frecuentes
- Falta de energía
- Infecciones frecuentes
- Encías blandas o propensas a sangrar
- Morados sin causa aparente
- Sangrados de nariz
- Cicatrización lenta
- Puntos rojos en la piel

Dosis óptima: 1.000 - 3.000mg diarios, con comidas.

Esta vitamina puede producir un efecto laxante si el organismo recibe una cantidad más alta de la que necesita. En este caso, se recomienda reducir la dosis hasta normalizar el intestino y quedarse en esa dosis.

Vitamina D

Esta vitamina ha sido la gran olvidada hasta hace poco. Años atrás raramente se valoraba en los análisis médicos.

Había un gran desconocimiento sobre ella y se creía que en dosis más altas de 1.000 unidades internacionales al día podía producir toxicidad.

Hoy en día, se sabe que la toxicidad puede darse sólo en dosis superiores a 50.000 unidades internacionales y tomadas durante meses.

La vitamina D es fundamental para tener un sistema inmunitario sano y fuerte. También es imprescindible como ayuda para fijar minerales en los huesos.

En un artículo publicado por el reconocido Patrick Holford en su web www.patrickholford.com, el 22 de noviembre de 2016, explica que la relación entre la vitamina D y las infecciones se debe a un péptido antimicrobial llamado «catelicidina», el cual es usado por el sistema inmunitario para combatir bacterias, virus y hongos. La función de este péptico es agujerear la pared externa de los microorganismos para que su interior gotee hacia el exterior. La catelicidina se vuelve más activa cuando la vitamina D está presente en correctas cantidades en el organismo.

Síntomas relacionados con deficiencia de vitamina D:
- Reumatismo o artritis
- Dolor de espalda
- Caries
- Caída del cabello

- Sudor excesivo
- Espasmos musculares o calambres
- Dolor de articulaciones
- Poca energía

Dosis óptima: entre 1.000 y 6.000u.i con comida. Si quieres asegurarte de cuál es tu dosis óptima, pídele a tu médico que te haga un análisis para valorar esta vitamina en sangre. Los valores tienen un margen bastante amplio, lo ideal es que tu nivel de vitamina se encuentre en el medio de esos valores, inclinándose hacia el valor máximo. Si tus niveles están por debajo de lo permitido, puedes tomar tranquilamente 6.000 u.i. durante tres o cuatro meses hasta volverte a hacer otro análisis y confirmar que has alcanzado los valores deseados.

Si están dentro de los valores pero acercándote al límite inferior, podrías optar por tomar 2.000 u.i. diarios durante tres meses hasta un nuevo análisis.

Este nutriente se puede tomar en gotas o en pastillas. Las gotas las recomiendo cuando hay enfermedades autoinmunes, y en vez de tomar la dosis completa en una toma, prefiero repartir la dosis en varias tomas al día. Si no hay enfermedad autoinmune se puede tomar la dosis completa en una única toma, en el desayuno.

Magnesio
Más de 3.000 enzimas diferentes en el cuerpo dependen de este mineral. Sin embargo, la dieta típica occidental contiene muy poca cantidad de magnesio. Además, existen diversos factores que reducen la absorción de este mineral o favorecen su excreción del organismo. Estos factores son: exceso de calcio, alcohol, operaciones, diuréticos, enfer-

medades del corazón y riñón, y el uso de anticonceptivos orales.

El magnesio está relacionado principalmente con la producción de energía, la multiplicación celular y formación de proteínas. Estas son compuestos orgánicos de vital importancia para la formación de hormonas (como la insulina, necesaria para controlar los niveles de glucosa en sangre), y para la producción de sustancias que forman el sistema inmunitario (como anticuerpos), entre otras importantes funciones.

El magnesio también es fundamental (junto con la vitamina B6) para la activación del mecanismo celular de la regulación del sodio y potasio que controla la distribución de líquido en el organismo. O sea, dos tercios de los fluidos del cuerpo residente dentro de las células (gracias al potasio), y un tercio fuera (gracias al sodio). Si existe una deficiencia de magnesio (y también de vitamina B6), la concentración de sodio y potasio, dentro y fuera de las células se verá afectado, y por consiguiente, también los niveles de líquido. Por ejemplo, las células podrían reventar debido a un exceso de entrada de agua, o, por el contrario, colapsar debido a una deficiencia de ésta. Este es un punto muy importante a tener en cuenta para las persona con candidiasis, porque la mayoría de ellas sufre de retención de líquido y aumento de peso.

Otra de las funciones del magnesio es activar la enzima delta-6-desaturasa, necesaria, para el metabolismo de los ácidos grasos esenciales (Omega 3 y 6), los cuales se convierten en prostaglandinas. Estas sustancias (parecidas a las hormonas) participan en el funcionamiento del sistema inmunitario, controlan los procesos inflamatorios y ayudan a que la insulina trabaje más eficazmente.

131

Síntomas relacionados con las deficiencias
*de **magnesio**:*
- Calambres o temblores musculares
- Debilidad muscular
- Insomnio o nerviosismo
- Presión sanguínea alta
- Latidos irregulares del corazón
- Estreñimiento
- Convulsiones
- Hiperactividad
- Depresión

Dosis óptimas: 250-400mg diarios. Es importante tomar este mineral en forma de orotato, citrato o quedado, en vez de en la forma de carbonato.

El magnesio debe tomarse con precaución en personas con problemas renales o coronarios.

Cromo
Este mineral te puede ayudar mucho durante el tratamiento. El cromo forma parte del llamado «factor de tolerancia de la glucosa». Este factor trabaja conjuntamente con la insulina para regular los niveles de glucosa. Es importante recordar que las cándidas se alimentan de glucosa, por consiguiente, unos niveles altos de esta sustancia pueden favorecer el crecimiento de la infección. Además, cuando se sufre de cándidas suele apetecer comer y beber sustancias dulces y carbohidratos en general, y el cromo se encarga de disminuir esta necesidad.

Por otro lado, si tienes un problema de exceso de peso y dificultad para perderlo desde que tienes candidiasis, es posible que tengas resistencia a la insulina. Esto quiere decir que las células no reciben eficazmente la glucosa de la sangre, por lo cual el organismo produce grandes cantidades de la hormona insulina, con el fin de que esta transporte la glucosa a las células.

El problema con la excesiva producción de insulina es que esta es una hormona que no sólo convierte el exceso de glucosa en grasa, sino que a su vez se encarga de que la grasa no se queme. El cromo ayuda a que la glucosa entre en las células, evitando la producción excesiva de insulina.

Este mineral, además te puede ayudar a reducir la necesidad de comer dulce, a aumentar la masa muscular a través de la activación del metabolismo, y a quemar calorías durante el ejercicio.

El cromo es excelente para controlar la ansiedad y la fatiga. Además es necesario para producir la enzima digestiva tripsina, la cual es vital para la digestión de proteínas (recuerda que la proteína mal digerida causa putrefacción intestinal y puede generar inflamación, favoreciendo la candidiasis y agravando sus síntomas).

Síntomas relacionados con la deficiencia de **cromo**:
- Excesiva sudación o sudor frío
- Mareos o irritabilidad después de seis horas sin comer
- Necesidad de comer frecuentemente
- Manos fría.
- Necesidad de dormir en exceso o sensación de somnolencia durante el día
- Sed excesiva
- Adicción a lo dulce

Dosis óptimas: 200-600mcg diarios, repartidos durante la comida y cena. El cromo te puedo hacer soñar con

más intensidad. Si te molesta este síntoma, elimina la
dosis de la cena.

Zinc

Este mineral tiene propiedades antiinflamatorias y antibac-
terianas. Desempeña un papel muy importante en la actividad del sistema inmunitario, ya que entre otras funciones
se encarga de mantener el timo activo.

El zinc está presente en más de 200 enzimas utilizadas
por el organismo, de las cuales un gran número forma parte
del sistema inmunitario. Por ejemplo, la hormona timulina
(producida por el timo), para tener un efecto en los linfocitos T, tiene que estar unida al elemento zinc.

Cuando este mineral escasea en el organismo el número
de linfocitos T y de hormonas producidas por el timo disminuye, y la función de los leucocitos cesa.

El zinc, además, es necesario para desintoxicar en el hígado el acetaldehido y los tóxicos producidos por las cándidas.

También es necesario para activar la enzima antioxi-
dante superóxido disputada (SOD) que neutraliza parte de
los radicales libres producidos por las cándidas. Esta enzima es fundamental para mantener los mecanismos de producción de energía de la célula limpios de radicales libres.
Esta es también la enzima antiinflamatoria natural del organismo. Recordemos que el acetaldehido, producido por
las cándidas, activa la producción de histamina, y con ella,
la inflamación en cualquier parte del organismo.

Síntomas relacionados con la deficiencia de zinc:
- Poco sentido del gusto o del olfato
- Marcas blancas en más de dos uñas
- Infecciones frecuentes

134

- Estrías
- Acné o piel grasa
- Infertilidad
- Palidez
- Tendencia a la depresión
- Poco apetito

Dosis óptimas: 30-45mg diarios. La mejor hora para tomarlo es con la cena. Hay que tener cuidado de no tomarlo con el estómago vacío porque puede producir náuseas.

Omega 3

Es un ácido graso poliinsaturado que se encuentra principalmente en el pescado azul (salmón, sardinas, atún, caballa, anchoas, trucha…) y en el aceite de lino. Cuando ingieres estos alimentos, una vez metabolizados, y si el organismo reúne las condiciones adecuadas, se convierten en prostaglandinas PG3, las cuales funcionan como potentes antiinflamatorios en el organismo. La candidiasis puede provocar inflamaciones (dermatitis, colitis, migrañas, artritis, tiroiditis…), por este motivo los ácidos Omega 3 son imprescindibles para su tratamiento.

Bioquímicamente hablando, los ácidos grasos esenciales Omega 3 tienen una carga negativa. Esto hace que se distribuyan en una fina capa sobre las superficies sin formar agregaciones. Esta capacidad proporciona la energía necesaria para movilizar toxinas a la superficie de la piel, aparato digestivo, riñones y pulmones, donde dichas sustancias pueden ser eliminadas. En capítulos anteriores he hablado de la masiva producción de toxinas que se forman con la candidiasis, por eso los Omega 3 son imprescindibles como drenadores y limpiadores celulares. También se

135

pueden utilizar para reparar la pared intestinal, ya que proporcionan revestimiento para las membranas celulares intestinales.

*Síntomas y signos relacionados con la deficiencia
de **Omega 3**:*
  • Hormigueo de piernas y brazos
  • Presión sanguínea alta
  • Debilidad muscular
  • Deterioro visual
  • Piel seca
  • Alergias
  • Colesterol alto
  • Inflamaciones
  • Poca concentración
  • Cambios de humor
  • Pérdida de memoria
  • Síndrome premenstrual

Dosis óptimas: Alrededor de 700mg de EPA y 200 de
DHA, una o dos veces al día, siempre con comidas.

(Los síntomas de estas deficiencias nutricionales están ex-
traídos del cuestionario con el que trabajo, diseñado por el
Institute for Optimum Nutrition donde cursé mi carrera.)

Un aspecto muy polémico a la hora de tomar nutrientes
es la dosis de los suplementos. En nutrición ortomolecular
recomendamos dosis mucho más altas que las recomendadas habitualmente en la «Cantidad Diaria Recomendada» (CDR).

Estas dosis recomendadas funcionan para prevenir enfermedades, pero una cosa es prevenir y otra, muy diferente, mantener una salud óptica. Para combatir el estrés, la

contaminación, los pesticidas, conservantes, aditivos, tabaco, electromagnetismo y todo a lo que estamos sometidos hoy en día en las ciudades y en nuestra vida diaria, necesitamos dosis altas de nutrientes.

Un programa básico sería:

Ultra Preventive III de Laboratorios Douglas. Este multinutriente es muy completo. Lleva todas las vitaminas y minerales necesarios para el organismo, excepto hierro. No me gusta dar este mineral a no ser que la persona tenga anemia. Este suplemento tiene buenas dosis para tomarse como base. La dosis que suelo recomendar es de una pastilla después de desayunar y una pastilla después de comer, durante cinco días y luego aconsejo duplicar la dosis a dos pastillas después del desayuno y dos pastillas después de la comida.

En este multinutriente aparece la maltodextrina como último ingrediente en su composición. En absoluto es una cantidad significativa. Al igual que en la alimentación, en las pastillas los ingredientes se especifican en orden de cantidad. En una pastilla del tamaño de este suplemento, con la cantidad de nutrientes que lleva, la maltodextrina, como último ingrediente, es totalmente inofensiva en este tratamiento. En el tema de la alimentación es distinto y hay que evitarla.

Este suplemento, a pesar de ser muy completo, tiene un poco baja la vitamina B6. Si escoges este multrinutriente, te aconsejo que añadas un poco de B6 extra.

Hay otro multinutriente, **Premtesse** de la marca Lamberts, específicamente diseñado para mujeres, el cual pone especial atención en el magnesio, B6, cromo y zinc. Estos nutrientes son importantes para controlar el síndrome premenstrual, desarreglos hormonales, retención de líquido, ansiedad por la comida, exceso de peso. También lo recomiendo para mujeres ya en la menopausia, e incluso para hombres que necesiten esos nutrientes concretos. Puedes tomar dos pastillas después del desayuno.

Algo a tener en cuenta es que la eliminación de los restos de la vitamina B2 tinta la orina de color amarillo fosforito. No te asustes, si cuando tomes un multinutriente, comienzas a ver tu orina así, no sólo es normal sino que es señal de buena absorción intestinal. No es algo que tenga que ir desapareciendo con el tiempo sino que debería ocurrir cada día.

Vitamina C 1000mg (de cualquier marca de calidad como Solaray, Lamberts, Solgar, Laboratorios Douglas, Nature´s Plus, Bluebonnet). La dosis recomendada es una pastilla después del desayuno y una pastilla después de la comida.

Omega 3 Ultra de Lamberts. Suelo recomendar una pastilla después de la comida.

Vitamina D3 + K2 de Solaray. La dosis es de una pastilla después del desayuno.

Antes de tomar esta vitamina asegúrate, con un análisis de sangre, de que realmente la necesitas.

Cuidado con la vitamina K en caso de historial de trombosis o si se está tomando medicación anticoagulante. En estos casos es mejor tomar la vitamina D sola.

Extras

Si crees que necesitas añadir alguna vitamina B individual, hazlo, no lo dudes. Las vitaminas B son hidrosolubles y cualquier exceso se elimina por la orina. Asegúrate de que no están hechas de levaduras. En el bote debería especificarlo.

Si necesitas magnesio consigue uno en forma de citrato, aminoquelado u orotato. Ten en cuenta que la dosis recomendada del Ultra Preventive III ya lleva 333 mg de magnesio. Por lo tanto, con una pastilla de 125-150mg de magnesio con la cena tendrás suficiente.

En el caso de que quieras añadir cromo, consigue uno de 200mcg. Yo suelo recomendar el de Solaray, pero este mineral es fácil de conseguir de otras marcas. Puedes tomarlo después de comer y/o después de cenar. El cromo puede hacerte soñar con mucha intensidad. Si te resulta molesto, reduce la dosis o toma sólo con la comida.

Si quieres tomar zinc, uno de mis favoritos es el Optizinc de Solaray. Está mezclado con un poco de vitamina B6. Toma una cápsula con la cena. Cuidado cuando introduzcas en la Fase 3 los antifúngicos porque algunos llevan añadido zinc y podrías tomar en exceso. En este caso, en la etapa de los antifúngicos, descansa el zinc.

Si al cabo de diez días de haber comenzado el tratamiento, sigues notando muchos síntomas de desintoxicación (dolores de cabeza, mareo, sensación de empacho, gases, malas digestiones, calambres y tensión muscular, sabor amargo, estreñimiento o diarrea con heces verdosas o color mostaza), podrías tomar un producto para ayudar al hígado. Existen infinidad de pastillas, gotas y hierbas con este fin. Si las tomas antes o después de las comidas te ayudarán a digerir, pero yo prefiero recomendarlas retiradas de las comidas para que el fin sea la desintoxicación y no la digestión. Puedes tomarlas en ayunas y antes de acostarte, pero hazlo gradualmente para que no agraves los síntomas de desintoxicación.

Este capítulo puede ser abrumador. Hazlo sencillo, toma como base el multinutriente y la vitamina C. Date un

139

par de semanas y observa qué síntomas desaparecen. Analiza los síntomas que persisten, a pesar de estar tomando el multinutriente y la vitamina C, y si lo consideras añade el nutriente que creas necesario (según tu sintomatología). Los que suelen ser más útiles son el cromo (para tratar toda la sintomatología de ansiedad por comida, bajones de energía, incapacidad para adelgazar, quistes en los ovarios) y el Omega 3 (para tratar infecciones recurrentes, drenar el organismo, tratar la piel, inflamaciones en general, dolores menstruales…). Sigue observándote y añade o quita según vayas sintiéndote.

Por lo general, es mejor que persistas con los nutrientes a pesar de sentirte bien. Es bueno darle un tiempo al organismo antes de quitarle las ayudas.

Por otro lado, ten en cuenta que si te hacen un análisis mientras estés tomando vitaminas, es muy posible que te salgan altos (muy altos), algunos valores como ácido fólico y vitamina B12. Yo, personalmente, no lo tengo nunca en cuenta. Como ya he comentado en el capítulo «Diagnóstico», una cosa es lo que dicen los análisis y otra lo que dicen las células. Aunque si tuvieras un exceso de alguna vitamina B, estas vitaminas son hidrosolubles y cualquier extra lo eliminarías por la orina. Sólo tienes que tener cuidado con las cantidades pautadas para la vitamina D, ya que este nutriente sí se puede acumular. Estoy hablando de dosis por encima de 50.000 u.i. durante mucho tiempo, sin que la necesites. La dosis que recomiendo es de, máximo, 6.000 u.i. y difícilmente puede causar toxicidad.

Al principio tal vez te resulte difícil tomarte los suplementos. Se te pueden olvidar o tal vez los encuentres difíciles de tragar. Es cuestión de acostumbrarte. Hay personas que los tragan mejor mientras comen y otras prefieren tomarlos con agua al final de la comida. No importa cómo lo hagas, mientras seas constante.

Fíjate cómo se deben de tomar. Este aspecto es importante. Tomar un multinutriente o el zinc en ayunas te puede producir náuseas e incluso vómitos. Hay nutrientes que necesitan ácido para ser absorbidos adecuadamente, otros se absorben mejor por la noche etc. Respeta las indicaciones. Son por algo.

Al cabo de un tiempo de haber comenzado el tratamiento, y cuando ya estés sintiéndote bien, es posible que comiences a olvidarte algún nutriente. Esto es muy común, es la forma que tiene tu cuerpo de decirte que ya no necesita tanta ayuda. Escúchate y respétate. En este caso, reduce o elimina la pastilla que se te olvida o la que comienza a darte problemas para tragarla, o tal vez comience a repelerte su olor. Todo esto son signos de aviso que te da tu cuerpo de que ya no necesita tanta ayuda.

FASE 3. Antifúngicos

Esta etapa es profunda. Por lo general se introduce al cabo de un mes, mínimo, de haber comenzado la dieta.

Aquí se inicia la gran limpieza de todo tipo de hongos en tu organismo. Estén donde estén, sea el intestino, vagina, pene, próstata, piel, uñas, vejiga, uretra, estos antifúngicos que recomiendo llegan a todos los rincones de tu cuerpo. Ahí donde llegue tu sangre, llegan ellos.

En esta etapa se supone que tus síntomas en general están algo mejor y tu nivel de energía es apto para sostener este proceso de limpieza.

Si, por el contrario, sientes que estás todavía débil, con mucha sintomatología, no te adentres en esta fase todavía. Permítete recuperarte un poco más. Alarga la Fase 2 el tiempo que sea necesario hasta que sientas que ya es momento. No hay prisa, ve al ritmo de tu cuerpo, no al de tu mente.

Este punto es muy importante. La mayoría de personas que trato, lógicamente, están deseando sentirse bien y esto a veces les hace forzar las cosas. Quieren apresurar las etapas creyendo que así conseguirán antes los esperados resultados. No es así, todo lo contrario. Cuando te adentras en una etapa de limpieza fuerte, si no has preparado el terreno, seguramente te encontrarás mal y tendrás que parar el proceso hasta recuperarte. Ir a un ritmo tranquilo y respetuoso hace que pases por el tratamiento sin apenas enterarte. Camina junto a tu cuerpo, no por delante de él. Acompáñalo con cariño, paciencia y respeto. Tu organismo está haciendo un trabajo importante para tratar de mantenerte en equilibrio, trátalo con agradecimiento.

En esta fase es muy importante seguir tomando los suplementos nutricionales con los que comenzaste al principio. Paralelamente al trabajo de limpieza de hongos, es importante ir trabajando el fortalecimiento del sistema inmunitario y regulando el sistema hormonal. Cuando termines los antifúngicos, el sistema inmunitario será el que se encargue de seguir controlando los hongos para que no vuelvan a crecer. Por eso es tan importante tomar los suplementos nutricionales desde el primer momento.

Mis dos antifúngicos favoritos son el **Nutrispore** (de Nutri Advanced) y el **Berberine** (de Solaray). Prácticamente son los únicos dos con los que trabajo. Los resultados suelen ser muy buenos.

Si, en algún caso puntual necesito recurrir a más antifúngicos (por intolerancia a algún ingrediente de los anteriores o porque los mencionados no hayan sido suficiente), utilizo el **Candida Forte** (de Nature´s Plus) y el **Yeast Cleanse** (de Solaray).

Si los antifúngicos se pautan con mucho cuidado y siempre escuchando al organismo, no tienen que producir ningún tipo de empeoramiento o sintomatología.

Antes se hablaba del Síndrome de Herxheimer (síndrome de limpieza que causa una sintomatología muy fuerte y desagradable) en los tratamientos antifúngicos como algo inevitable. Los terapeutas avisábamos y las personas que venían a consulta se preparaban para pasar por dicho síndrome. . Con los años de trabajo clínico me he dado cuenta de que es completamente evitable si se trabaja más cuidadosamente y con paciencia.

El único proceso molesto inevitable es el síndrome de abstinencia al cambiar la dieta. No hay forma de regular la sintomatología cuando se eliminan ciertas sustancias de golpe. Sin embargo, en la etapa de los antifúngicos no hay necesidad de pasarlo mal si escuchas a tu organismo. Tú tienes el control del proceso y puedes aumentar o reducir la dosis en función de las reacciones de tu cuerpo.

Hace años, cuando no sabía lo que sé hoy, el tratamiento incluía asistencias (como el molibdeno) para hacer más llevadera la etapa de limpieza y desintoxicación. Sin embargo, cuando los antifúngicos se pautan con mucho cuidado y sin forzar, no suele ser necesario recurrir a esas ayudas.

Es importante rotar los antifúngicos, al menos cada mes. No aconsejo nunca mantener el mismo producto durante meses, ni siquiera aunque ese antifúngico esté funcionando muy bien. Los hongos son listos y aprenden, con el tiempo, a sobrevivir a los ataques.

He observado que cuando se repite un antifúngico al cabo de un mes o más, el organismo lo recibe como si fuera la primera vez. Por eso, trabajar con un par de ellos, rotándolos cada mes, suele ser suficiente para eliminar las cándidas. Por supuesto, para trabajar así es necesario que los antifúngicos que escojas te hagan efecto la primera vez que los tomes.

Comienza con el primer antifúngico, el Nutrispore. Toma una pastilla con la cena, durante cinco días. Al cabo de esos días, si no notas empeoramiento en tus síntomas, añade otra pastilla después del desayuno, durante otros cinco días más. Observa y si todo va bien, añade otra pastilla después de comer.

145

Si al ir subiendo la dosis notas reacción, molestias o empeoramiento de tus síntomas, reduce la dosis, espera unos días y cuando notes que los síntomas se han calmado, vuelve a subir la dosis. Si te ocurre desde la primera pastilla, puedes partirla.

Al terminar el Nutrispore cambia al Berberine de Solaray. Comienza tomando una en ayunas durante cinco días. Si no notas empeoramiento en tus síntomas, añade otra cápsula al cabo de 12 horas, fuera de las comidas. Si con este producto notas un poco de molestias estomacales al principio, no debes preocuparte, suele durar sólo un par de días. Si notas que las molestias persisten, tómalo entonces con el desayuno y cena.

Una vez terminado el Berberine, repite el Nutrispore pero tomando, directamente, una pastilla en el desayuno, comida y cena, sin aumentar la dosis gradualmente.

Si después de tres meses tomando alternadamente estos dos antifúngicos, todavía sientes molestias o tienes brotes, prueba hacer un cambio radical en el tratamiento tomando el Candida Forte. Toma una con la cena, durante un par de días y si no notas empeoramiento en tus síntomas, añade otra pastilla en el desayuno, hasta terminar el bote.

Si, por lo que fuera, este producto no lo toleraras o sintieras que no te hace ningún efecto, prueba el Yeast Cleanse. A estas alturas del tratamiento, y a diferencia de la dosis pautada en mi anterior libro, seguramente sólo necesitarás tomar una cápsula con el desayuno, comida y cena.

Cada uno de estos antifúngicos tiene su composición propia y sus dosis. Todos son buenos y suelen dar muy buenos resultados.

Verás que los fabricantes recomiendan dosis distintas a las que recomiendo yo. Normalmente, por extrema seguridad, los fabricantes recomiendan las dosis mínimas. Por supuesto, cada persona tiene sus necesidades y el tratamiento debe ajustarse a ellas. Sé prudente y escucha tu cuerpo.

Es probable que al cambiar de antifúngico notes un poco de retroceso en tus síntomas. No suele ser una recaída fuerte pero tal vez notes que vuelves a sentir síntomas que creías habían desaparecido completamente. No te desanimes, ni te preocupes, ni pienses que el tratamiento no te está haciendo efecto. Es absolutamente normal que haya algo de sintomatología en los cambios. Es sólo un reflejo de la resistencia que están poniendo los hongos para sobrevivir, como lo harías tú en su lugar.

Por otro lado, puedes sentir empeoramiento en algunos días debido a cambios de clima, cansancio, estrés, cambios hormonales, un disgusto… tu cuerpo está siempre en constante cambio y adaptación y eso se va a reflejar en tus reacciones durante el tratamiento.

Ten paciencia, sigue adelante. Si un día no te sientes bien, no le des más vueltas, deja que pase, no estés pendiente de los síntomas. Mañana será otro día.

Un día los brotes habrán desaparecido completamente y sabrás que ya estás bien.

Muchas personas me preguntan cómo se sabe que los hongos han desaparecido completamente si no trabajo con pruebas de laboratorio. ¡Se sabe! El organismo no engaña, igual que te dice cuándo te encuentras mal, te dice cuándo te encuentras bien y cuándo has superado el tema. Te sentirás bien no sólo físicamente sino también mental y emocionalmente. No hay que darle más vueltas, si te encuentras bien es que aunque quede algún resto de infección, tu organismo lo está resolviendo sin ningún esfuerzo, ni problema.

También puede ocurrir que, a pesar de que te sientas bien, todavía notes algunas molestias. Estas pueden ser restos de todo lo vivido durante el tiempo que has tenido la infección. Los tejidos pueden quedar dañados, sensibles, deshidratados y con información todavía sobre lo ocurrido.

Prueba a pasar a la FASE 4 y observa si desaparecen estas pequeñas y puntuales molestias.

FASE 4. Probióticos

Normalmente después de meses con la dieta y limpiando con antifúngicos, la sintomatología suele desaparecer completamente. Sin embargo, en algunos casos pueden persistir ciertos síntomas intestinales como diarrea o estreñimiento, hinchazón, gases e intolerancias alimenticias o sintomatología genitourinaria, aunque mucho más suave que al comienzo del tratamiento. Es entonces cuando recomiendo la toma de probióticos.

Si llegas a esta fase sin síntomas de ningún tipo, sáltate este capítulo y ve directamente a la Fase 5.

No recomiendo tomar probióticos al principio del tratamiento, ya que cuando la pared intestinal está inflamada puede haber una reacción de intolerancia a estas bacterias, lo cual puede causar dermatitis, picores, diarreas, espasmos intestinales y alergias. Es mucho más efectivo disminuir el crecimiento de las cándidas, reducir la inflamación intestinal y entonces repoblar la flora intestinal, si se necesita.

Existen cientos de especies diferentes de microflora viviendo en el aparato digestivo humano. Las bacterias más abundante son los *Lactobacillus acidophilus*, que colonizan en su mayoría el intestino delgado; y los *Bifidobacterium bifidum*, que colonizan principalmente el colon. Estas bacterias se encargan de inhibir el crecimiento de ciertos organismos, como las cándidas.

Existen muchos probióticos en el mercado. Busca uno que contenga una mezcla de, al menos, *Lactobacillus acidophilus* y *Bifidobacterium bifidum*.

Es importante escoger un probiótico de una buena marca, porque la manufacturación de un producto de estas características requiere conocimientos sobre su fabricación y manipulación. Si no se manipulan con cuidado estas bacterias, es muy fácil que se destruyan en el proceso de fabricación y los efectos al tomarlos serán nulos.

También debe ser un producto que resista la acidez del estómago y pueda llegar a su destino, el intestino, sin perder propiedades por el camino.

Las dosis deben ser altas, al menos entre 20.000 y 40.000 millones de bacterias beneficiosas en total por cápsula. Guárdalo siempre en la nevera y toma una única toma antes de acostarte, alejada de la comida.

Los primeros días de tomar un probiótico puedes sentir más gases, ruidos intestinales, hinchazón... Es absolutamente normal y no debes preocuparte. Después de unos días deberías comenzar a adaptarte al producto.

Dependiendo de tu sintomatología, la toma de probióticos puede durar entre uno y varios meses. Escucha tu cuerpo, él te dirá cuándo es momento de pararlos. Uno de los primeros síntomas que te avisa de que el cuerpo ya tiene suficiente flora intestinal es el olvido de la toma de la pastilla. Si regularmente comienzas a olvidarte de tomarla, no insistas. Ha llegado el momento de no tomar más.

Mis probióticos favoritos son:

Ultra Probiotics de Nature´s Plus. Indicado para la candidiasis oral y nasofaríngea, además de la intestinal.

Ther biotic Complete de Laboratorios Klaire. Formulado principalmente para repoblar la flora intestinal.

Ther Biotic Women´s Formula de Laboratorios Klaire. Más específico para la salud genitourinaria de la mujer. Si además de candidiasis vaginal tienes tendencia a la cistitis, inclínate por este producto. Y si eres hombre y tienes prostatitis fúngica, también puedes utilizar este producto.

Si a estas alturas del tratamiento persisten síntomas vaginales, prueba a ponerte los óvulos **Candinorm de la marca Pegaso.** Estos óvulos ayudan a regular el pH vaginal, además de desinflamar, desinfectar la zona y proporcionarle alimento a tu flora vaginal.

Utiliza un óvulo cada noche, durante diez días, entre la ovulación y menstruación o, si no menstruas, en cualquier momento del mes. Puedes repetir el tratamiento durante los meses que sean necesarios, pero es posible que con uno o dos sea suficiente.

Si después de esta etapa sigues con la sintomatología muy acusada, entonces mi recomendación es que busques ayuda. Tal vez necesitas encontrar otro enfoque a tu problema de salud o tal vez haya alguna otra interferencia que no te permite avanzar.

Si, por el contrario, te sientes fenomenal, sigue adelante y pasa a la última Fase.

FASE 5. Introducción de alimentos

Ha llegado el momento de volver a introducir alimentos. En esta etapa muchas personas se sienten tan bien con la dieta que no quieren introducir nada excepto fruta.

Durante este periodo tendrás la oportunidad de crear la mejor dieta para ti. Conforme vayas introduciendo los nuevos alimentos te darás cuenta si alguno no te sienta bien, independientemente a las cándidas, ahora estamos hablando de cómo algunos alimentos te pueden resultar indigestos o afectarte de alguna manera a nivel intestinal o a nivel energético.

En esta etapa es imprescindible que te encuentres ya bien. Sin embargo, debes tener en cuenta que cuando ha habido una infección crónica (de larga duración), los tejidos pueden quedar dañados o sensibles y esto te puede dar síntomas que se pueden confundir con las cándidas. Por ejemplo, la piel de la vulva o el pene, o la mucosa de la vagina puede quedar delicada, excesivamente fina, irritada y esto puede darte molestias al tener relaciones, hacer deporte, llevar ropa muy ajustada o al estar horas sentado/a trabajando. Es importante no confundir esta sintomatología con la candidiasis.

Igualmente, después de esta infección, el intestino puede quedar resentido. La sintomatología inicial debería haber desaparecido en su mayoría al haber seguido el tratamiento, pero puede haber quedado una digestión un poco lenta, todavía algún desajuste en las heces o sensibilidad a ciertos alimentos. Cuidado con quedarte atrapado/a en el miedo a la candidiasis.

¿Cómo saber entonces si los síntomas son todavía por infección o son síntomas residuales?

De alguna manera, aún con ciertos síntomas, tu sensación interna será de equilibrio, vitalidad, y notarás que ya estás libre de hongos. Es algo que se siente, no dudes de lo que te dice tu organismo.

Para entonces el cuerpo, seguramente, te estará pidiendo volver a comer fruta. Curiosamente, durante estos meses habrás notado que no te ha apetecido mucho comerla (una vez superado el síndrome de abstinencia), pero ahora apenas podrás dejar de pensar en ella. Incluso a las personas que nunca les ha llamado la atención, ahora estarán deseando comerla. Es buena señal.

De todas formas, la prueba más fiable para saber si sigues teniendo hongos o no, es comenzar a introducir fruta (puedes ver más adelante qué fruta y cómo introducirla). Si todavía queda algo de infección, en unos días volverás a tener la sensación de que algo va mal. Volverán a despertar algunos síntomas del pasado que ya estaban olvidados. No pasa nada, simplemente estás haciendo una prueba. No vas a retroceder al grado que estabas al comenzar el tratamiento ¿Qué puedes hacer si al probar la fruta sientes que todavía tienes hongos?

Lo primero es no desanimarte. No significa que no vayas a superar nunca el tema, ni que el retroceso te haya puesto en el punto de partida de nuevo. En absoluto. Lo único que está diciendo tu cuerpo es que necesitas un poco más de tiempo, nada más.

En segundo lugar, observa si estás descansando adecuadamente y lo suficiente, si estás teniendo más estrés de lo normal, si has bajado tu ritmo de ejercicio. Procura corregir y/o poner en orden tus hábitos de vida. Cualquier desajuste en estas áreas puede ralentizar tu completa recuperación.

Sigue con la dieta estricta y vuelve a tomar cualquiera de los antifúngicos que has tomado hasta ahora. Escoge el que haga más tiempo que no utilizas. Toma un bote y al terminarlo, vuelve a probar introducir alimentos. A veces es sólo cuestión de hacer este pequeño ajuste.

Si aún así sigues con síntomas, entonces te recomiendo que busques la ayuda de un terapeuta que estudie a fondo tu caso y vea qué puede estar pasando. Sobre todo no te desanimes, confía y recuerda que tu organismo está programado para estar sano. La labor del terapeuta es ayudarte a encontrar los obstáculos que interfieren en tu salud.

Si, por el contrario, has terminado los antifúngicos y te sientes bien, es momento de introducir alimentos.

¡Vamos a ello!

Antes de comenzar, recuerda que es posible que algún alimento de los que vas a probar durante esta etapa no te siente bien a nivel puramente digestivo. Puedes sentir indigestión, gases, ardor, hinchazón. En este caso, sigue adelante, aparca ese alimento y sigue probando otros. Si sólo ciertos alimentos te producen malestar pero otros de la misma familia no, por ejemplo, no toleras la naranja pero sí la manzana y fresas, entonces está claro que el malestar es puramente debido a ese alimento concreto y no a un crecimiento de las cándidas.

Por supuesto, no tienes que introducir todos los alimentos que sugiero en esta lista. Sólo añade los alimentos que te gusten y apetezcan.

Comienza introduciendo algunas frutas:

Manzana, pera, kiwi, pomelo, naranja, mandarinas, fresas, ciruelas, albaricoques, sandía, frutas del bosque... Por supuesto, inclínate por las frutas de temporada y de proximidad, a ser posible. En esta etapa evita la fruta dulce como el plátano, uvas, melón, chirimoya, palo santo...

Comienza tomando una pieza en días alternos. Tómala mejor fuera de las comidas. El mejor momento sería al principio del desayuno o a media mañana. Mantente así durante una semana. Después prueba una pieza diaria, durante otra semana. Y, finalmente, prueba dos piezas diarias.

Si toleras la fruta, añade entonces las patatas. Esto quiere decir que puedes seguir con tu rutina de tomar fruta diariamente, además de comenzar a probar las patatas. Tómalas cada cuatro días mínimo. Puedes comerlas con verdura, ensalada, puré, al horno, en tortilla o en ensaladilla rusa. Haz unas cuatro pruebas para cerciorarte que realmente las toleras bien.

Añade después la calabaza, champiñones y setas. No lo pruebes todo junto en el mismo día, ve poco a poco para que puedas identificar si alguno de estos vegetales no te sienta bien. Pruébalos varias veces.

Después aventúrate con los fermentados (vinagre, salsa de soja, yogurt de soja natural, miso, umeboshi, chucrut). Si eres mujer y estás en edad fértil o en la perimenopausia no tomes muchos productos de soja. Si tienes hipotiroidismo evítala completamente. Igualmente prueba todo varias veces antes de pasar a un nuevo alimento.

El siguiente paso puede ser probar los cacahuetes o pistachos. Procura que sean frescos. Si te gusta, puedes tomar crema de cacahuete (busca una marca sin azúcar añadido). Procura que los frutos secos que comas sean frescos y lo ideal es que los compres con cáscara para evitar que la luz, calor y oxígeno los rancie. Guárdalos en la nevera.

Recuerda dejar cuatro días mínimo para repetir el alimento que estás probando.

Seguidamente puedes probar el maíz, como tortillas mexicanas, nachos, palomitas, pasta de maíz. Escoge maíz ecológico. Normalmente el maíz de cultivo no ecológico es transgénico.

Ahora puedes pasar a probar las bebidas vegetales (bebida de arroz, de avena sin gluten, coco, mijo). Mucho cuidado en este punto. Las bebidas vegetales son muy dulces y si en el pasado has tenido adicción al dulce, estas bebidas pueden despertar de nuevo esta adicción. Así que si crees que estás a riesgo, no coquetees con la tentación. Si las usas, evita la de soja (es muy indigesta), y úsalas esporádicamente para alguna crepe o para cortar el té o como un refresco en verano o bebida caliente en invierno (en estos dos casos dilúyelas con agua). Es preferible que uses la de coco que las de cereales. Recuerda que cuantos menos cereales tomes, mejor.

Si has superado todo lo anterior, a estas alturas ya puedes introducir el pan sin gluten (lo encontrarás, principalmente, o bien de trigo sarraceno o de arroz y maíz). Evita el pan de las secciones «sin gluten» de los supermercados. Al menos, mira antes los ingredientes y si la lista es larga, no te recomiendo que lo compres. Evita conservantes, aditivos, lactosa, etc. Busca pan sin gluten de calidad en tiendas de dietética o en panaderías especializadas.

Aunque te siente bien, evita comerlo regularmente. No es un alimento necesario. Utilízalo en comidas puntuales o para bocadillos en caso de que salgas de excursión o en situaciones determinadas

Ahora toca descubrir cómo te sienta el gluten. En este

punto muchas personas sienten síntomas intestinales. Los cereales, y en particular los que llevan gluten, en mi opinión suelen dar más problemas que beneficios. Si tu intestino todavía no está del todo desinflamado y regenerado, el gluten puede darte síntomas de hinchazón, gases, diarrea, ardor, aunque no sufras celiaquía.

Comienza con la espelta y el kamut que son más suaves. Prueba la pasta de estos cereales o tal vez unos «crackers» o alguna harina para rebozar. Observa cómo te sienta. Si no notas agravamiento de ningún tipo después de haberlo consumido varias veces, prueba el pan con gluten. Las intolerancias no se manifiestan de inmediato, los síntomas pueden incluso aparecer 72 horas después de haber consumido el alimento. En este punto del gluten, pon especial atención, ya que es un alimento que suele dar problemas.

Aunque no soy partidaria de los lácteos, en esta etapa y después de haber introducido todos estos alimentos, puedes probar, sólo si te lo pide el cuerpo, algún queso muy curado de cabra u oveja, mantequilla, ghee o kéfir.

Tanto el gluten, como los cereales sin gluten, y los lácteos, te recomiendo que los tomes muy esporádicamente, aunque te sienten bien. Son alimentos que considero no deberían comerse regularmente.

Esta etapa de introducción te tomará unos tres meses en total (teniendo en cuenta que seguramente no probarás todos los alimentos indicados). A partir de entonces, puedes variar la fruta y comenzar a probar piezas más dulces. Si es verano, puedes tomar tres piezas al día, como máximo.

¿Qué hay de los dulces, el café y el alcohol?

Estas sustancias son adictivas y bastante desequilibrantes para el organismo. Como nutricionista no animo a nadie a que las utilice en su día a día. Sin embargo, entiendo perfectamente que estén en nuestra alimentación como sustancias puntuales.

Si quieres probar alguna de ellas o todas, hazlo pasados seis meses después de haber superado los tres meses de introducción de alimentos. Estas sustancias te pueden hacer recaer.

Te preguntarás por qué hay que ir con tanto cuidado si ya has eliminado los hongos ¿siempre van a estar ahí, al acecho?

Todos estamos expuestos al crecimiento de las cándidas si se desequilibra la balanza entre ellas y el sistema inmunitario. O sea, hay que cuidarse siempre y evitar esas sustancias en nuestra alimentación que nos debilitan y desequilibran, pero no sólo para impedir una candidiasis sino para evitar cualquier problema de salud. Dicho esto, cuando terminas el tratamiento antifúngico es imposible saber si ha quedado algún resto de hongos (en mi opinión, ni siquiera lo sabrías con exactitud aunque existieran pruebas super fiables). Lo que sabemos es que los hongos, al menos, han disminuido al punto de que tu sistema inmunitario finalmente puede ocuparse de ellos y por eso ya no tienes síntomas.

Si quedan escondidos algunos hongos pero no los alimentas y tu sistema inmunitario los tiene controlados, no vas a enterarte. Si, por el contrario, los vuelves a alimentar de nuevo, por ejemplo, con dulces o alcohol, ahora que

159

tu sistema inmunitario todavía está «convaleciente» y volviendo a coger las riendas de la situación, es fácil que se desequilibre la balanza de nuevo. Date más tiempo para que tu organismo se estabilice definitivamente.

De todas maneras, después del tratamiento verás que no te apetece, ni remotamente, volver a tus hábitos de antes. El tratamiento te va a servir no sólo para sentirte mejor sino también para aprender nuevos hábitos. Una vez que pones conciencia en tu alimentación y en tu estilo de vida, difícilmente puedes volver atrás.

Con el tiempo, verás que te puedes relajar porque, principalmente, habrás aprendido a escuchar tu cuerpo. Un cuerpo equilibrado no te permite desviarte excesivamente de una alimentación sana. Pero lo mejor es que lo experimentes por ti mismo/a. Lo que ahora mismo, antes de comenzar el tratamiento, te parece imposible, como pensar en no quererte comer tu postre favorito, será posible, ya lo verás. Confía. Cuando después de tantos meses vuelvas a probar el dulce, no vas a dar crédito de lo dulce y empalagoso que te va a resultar. Verás que con muy poquita cantidad te satisfarás. Deja que el tratamiento te lo demuestre al final de este proceso.

Si quieres probar algo dulce, lo mejor es que comiences con las pasas, dátiles, orejones, higos secos, ciruelas secas. El tema pasteles y bollería sólo recomiendo que los comas muy puntualmente, de muy buena calidad y bastante más adelante. Has conseguido limpiarte de adicciones alimentarias, no vuelvas a las costumbres de antes, las que te han llevado a desequilibrar tu organismo.

Tampoco te recomiendo que vuelvas a habituarte a endulzar comidas y bebidas. No te animo a que utilices siropes, miel, estevia, azúcar de coco, ni ningún edulcorante.

Realmente no necesitamos edulcorar, es otra costumbre innecesaria, un hábito que damos por hecho y puede ser el inicio para que vuelvas a necesitar cada vez más y más el sabor dulce en tu paladar.

Si quieres tomar café, compra café ecológico y guárdalo en el congelador para que se mantenga lo más fresco posible. Toma sólo de vez en cuando y, por supuesto, sin edulcorar. Si de verdad te gusta el café, no necesitas disimular su sabor con edulcorantes. Si no te gusta su sabor y aún así lo tomas, puede ser porque te da la energía que necesitas y no tienes. ¿Tal vez descansas poco? ¿Haces poco ejercicio? ¿Comes poco o, por el contrario, en exceso? Busca soluciones, mejora tu energía y verás que no necesitas el café, excepto por el placer de saborearlo puntualmente.

Respecto al alcohol, poco y puntual. Mejor el vino que la cerveza. Evita los gin tonic y las bebidas que mezclan alcohol y refrescos.

Si eres un gran amante del chocolate, compra el más puro que puedas tolerar (que no baje del 85% cacao). Cuanto más cacao menos azúcar lleva.

Después de la dieta antifúngica

Durante estos meses van a cambiar muchas cosas respecto a tus gustos y a tus hábitos alimentarios. Al final del tratamiento te inclinarás de forma natural a seguir un tipo de alimentación basada en: Muchos vegetales (en todas sus formas), carne, pescado, marisco, huevos, algas, frutos secos, semillas, fruta, algo de legumbres y muy pocos cereales sin gluten.

161

Es una dieta muy parecida a la dieta paleo, pero un poco más relajada si no quieres renunciar completamente a las legumbres y los cereales. Este tipo de alimentación te mantendrá en buen peso, con digestiones ligeras, energía, fuerza, y poca tendencia a la inflamación. Recuerda que la inflamación está detrás de la mayoría de enfermedades de hoy en día.

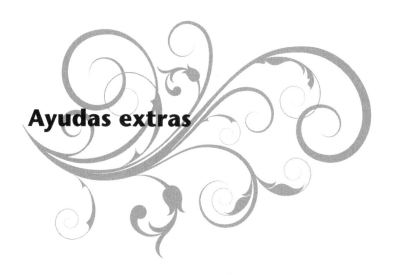

Ayudas extras

Picores y molestias genitales persistentes

En algunos casos en los que, a pesar de meses de tratamiento, persisten picores en la zona genital, el problema puede ser debido a sequedad.

Si eres mujer y estás en edad de la perimenopausia, menopausia o posmenopausia es muy posible que sufras de sequedad de la piel y de las mucosas. Los hombres, por supuesto, también pueden sufrir de sequedad en la zona genital y por eso manifestar picores.

Obsérvate otros síntomas como sequedad de ojos, sequedad severa general en la piel, picores por todo el cuerpo, talones agrietados, picor de oídos y/o de nariz, pequeñas heridas dentro de la nariz o en la vulva o glande, uñas cuarteadas o sin brillo, boca seca, labios secos. Si sufres de varios de estos síntomas y además tienes picores genitales es muy posible que tu problema sea sequedad. Especialmente si han desaparecido todos los síntomas que te llevaron a iniciar el tratamiento y sólo persiste el picor, vale la pena que pruebes a hidratarte bien y observa si mejoras.

Pasos para una óptima hidratación:

ROLANDO

1. Ante todo para hidratar adecuadamente tu cuerpo necesitas agua y de calidad. No bebas agua del grifo, contiene cloro, cobre o plomo (según la antigüedad de las tuberías), pesticidas, hormonas, flúor. Lo que filtran las depuradoras no es todo lo que el agua arrastra, sólo lo básico para que no enfermemos de una epidemia. Bebe agua embotellada. Si puede ser, cómprala envasada en cristal, pero esto es difícil.

Escoge un agua de mineralización suave y procura beber mínimo litro y medio diario. La cantidad suele medirse dividiendo el peso entre 8. Por ejemplo, si pesas 80 kgs necesitarás unos diez vasos de agua. Con un peso de 56 kgs el consumo ideal será de siete vasos. Si practicas deporte o tienes demanda física, deberías beber más.

Tal vez hayas observado que, a pesar de beber una cantidad adecuada de agua, sientes que tienes la piel seca. Esto puede ser debido a que la membrana de tus células no contiene los suficientes ácidos grasos para retener el agua en el interior de las células.

Es por esta razón que además de beber lo suficiente es muy importante comer grasa de buena calidad (frutos secos, aguacate, pescado azul, semillas, aceite de oliva, aceite de coco, huevos, carne ecológica…).

2. Procura no excederte con los jabones y menos en la zona íntima. Utiliza jabón natural y úsalo sólo una vez al día. Si necesitas lavarte más veces, hazlo sólo con agua. Existen muchos jabones íntimos. Uno que suele dar muy buenos resultados es el Jabón Íntimo de Pompeya.

3. Hidrata la piel de todo tu cuerpo (incluida la zona genital) con aceites naturales (almendra, jojoba, argán, aguacate, coco, etc.) o con cremas naturales y, si pueden ser que sean ecológicas. Hoy en día hay muchas

marcas fantásticas de cosmética natural. Mis favoritas: Dr. Hauschka, AnneMarie Börlind, Cattier, Jäson, Welleda, Logona.

Si prefieres productos específicos para la zona íntima tienes el Aceite de Pompeya y el Aceite Personal Giura (tanto para mujeres como para hombres). Puedes utilizarlos a diario como parte de tu cuidado personal y, por supuesto, como lubricante para las relaciones sexuales. El Aceite Personal es compatible con el uso de preservativos.

4. Utiliza ropa interior de algodón para que tu piel respire libremente.

5. Prueba el Oliovita de la marca Vitae. Son unas perlas de aceite de espino amarillo que hidratan la piel y mucosas (las recomiendo especialmente para mujeres con sequedad vaginal y también para personas afectadas del Síndrome de Sjögren). Toma las dosis indicadas en la caja. Se suelen comenzar a sentir a cambios al cabo de tres o cuatro semanas.

6. Cuidado con el exceso de depilación en la zona genital. He visto muchas mujeres que no mejoran porque rasuran la zona muy frecuentemente o utilizan cremas abrasivas o cera. Aunque la estética de nuestros días dicta unos cuerpos sin vello, la realidad es que el vello protege. En el caso de la zona genital femenina, el vello de los labios externos protege del roce excesivo con la ropa. Algunas mujeres tienen los labios menores que sobresalen de los mayores y esto puede causarles mucho roce en una zona que, de forma natural, debería estar protegida. Si a esto se le suma la depilación, la zona queda excesivamente expuesta pudiendo causar dolor, irritación, picor, escozor.

Productos de higiene personal

Cuidado al usar compresas, tampones y salvaslips. Estos productos suelen contener productos químicos (blanqueantes, cloro, fragancias, plásticos, etc) que en contacto con la zona genital pueden causar alergias, irritaciones, dermatitis, y síntomas que se pueden confundir con síntomas de candidiasis.

Lo mejor es utilizar productos naturales, sin plásticos, cloro, rayón, látex, aditivos químicos, fragancias ni colorantes. En las tiendas de dietética puedes encontrar todo tipo de productos naturales para la higiene femenina. Antes las compresas de algodón eran grandes e incómodas, ahora tienes compresas y tampones, con diferentes absorciones, con y sin aplicador.

Algunas mujeres evitan los tampones por considerarlos nocivos cuando tienen candidiasis. Mi consejo es que si tienes molestias internas, efectivamente, no los uses. En este caso puedes utilizar compresas naturales o la copa menstrual hecha de silicona. Sin embargo, si sólo sufres molestias externas entonces recomiendo utilizar tampones naturales o la copa menstrual para permitir que la zona no esté contacto ni con ningún producto, ni con la humedad menstrual.

Hay mujeres que tienen poco flujo menstrual y no utilizan ninguna protección cuando están en casa. Han aprendido a sentir cuando el útero descarga sangre y sólo tienen que sentarse en el baño para permitir que el flujo caiga naturalmente. Pruébalo, verás que puedes aprender a escuchar y conocer mejor tu cuerpo.

Si entre menstruaciones tienes mucho flujo y no puedes evitar usar salvaslips, compra los naturales. Por el contra-

168

rio, es preferible que no utilices nada y te cambies la ropa interior tantas veces como sea necesario durante el día.

Inflamación intestinal

La mayoría de personas con candidiasis intestinal tiene, en un mayor o menor grado, inflamación e hipermeabilidad intestinal (ver «¿Qué es la candidiasis?»).

Con la dieta, la toma de antifúngicos, nutrientes y, en ciertos casos, los probióticos, suele ser suficiente para desinflamar y regenerar la pared intestinal. Sin embargo, si después del tratamiento sigues presentando síntomas de hiperpermeabilidad intestinal como migrañas, dolores de articulaciones, diarrea o estreñimiento, malestar general, febrícula, náuseas... es posible que necesites sellar la pared intestinal. Tal vez se están «colando» sustancias no deseadas a tu sangre, a través del intestino.

En este caso prueba a tomar glutamina en polvo.

La glutamina es un aminoácido que ayuda a la formación de inmunoglobulinas A, las cuales son fundamentales para el correcto funcionamiento del intestino como barrera inmunitaria.

Algunas investigaciones indican que la glutamina también es esencial para el mantenimiento del metabolismo, estructura y función intestinal. Además ayuda a reparar la mucosa intestinal dañada por los hongos.

La glutamina junto con el Omega 3 (nutriente que se suele tomar desde el principio del tratamiento) pueden hacer maravillas para terminar de sellar el intestino, si crees que te hace falta.

Te preguntarás por qué, si la glutamina es tan eficaz, no

la recomiendo desde el principio. En mi opinión, es más efectivo sellar el intestino cuando este se ha limpiado. Lo igualo a barnizar un mueble, primero limpias y luego barnizas.

La mejor forma de tomar glutamina es en polvo. Una cucharadita de postre equivale a 5.000 mg.

La dosis que recomiendo es de 5.000 - 10.000 mg al día dividida en dos tomas, alejadas de las comidas. Otra forma práctica de tomarla es diluir la dosis en una botella de litro y medio de agua e ir bebiendo durante el día (fuera de comidas).

Potencia la desintoxicación

Si quieres ayudar a tu cuerpo a desintoxicar durante el tratamiento, puedes hacerte «cepillados en seco». Estos masajes son muy efectivos para drenar la linfa, suavizar y tonificar la piel, estimular el colágeno, producir energía y eliminar retención de líquidos y depósitos de grasa, entre otras muchas de sus propiedades.

Con este tipo de masaje ayudarás a que tus órganos de eliminación como piel, riñones, intestino, pulmones e hígado se descarguen y puedan funcionar mejor.

Sólo necesitas un cepillo de fibras naturales duras (puedes comprarlo en tiendas de dietética o por Amazon) y diez minutos de tu tiempo.

Hace más de 25 años que descubrí las maravillas del cepillado en seco a través de las publicaciones de Leslie Kenton. Lo practiqué, a temporadas, durante años. La técnica que aprendí y utilicé dirigía el masaje siempre en la dirección del corazón. Años más tarde, comenzaron a aparecer

170

nuevas técnicas de expertos en drenaje linfático. A partir de entonces cambié mi técnica de cepillado y los beneficios se multiplicaron.

Te paso una entrevista (en inglés) muy breve a Brandi Owens, experta en drenaje linfático, donde explica de forma sencilla cómo se divide el cuerpo desde el punto de vista linfático y cómo realizar un cepillado en seco de la forma más efectiva. He estado investigando mucho sobre este tipo de masaje y Brandi Owens es la única linfoterapeuta que he encontrado, que adapta el masaje al funcionamiento natural de la linfa. Esta técnica es diferente y realmente funciona. Llevo mucho tiempo practicando estos masajes dos veces al día y son fantásticos.

Pon en Google «The correct way to skin brush!» y encontrarás el vídeo a la primera.

Básicamente, tienes que dividir tu cuerpo de arriba a abajo en cuatro secciones: de cabeza a clavícula, de clavícula hasta cintura, de cintura hasta cadera (más o menos hasta la mitad de los glúteos) y de cadera a los pies.

El movimiento del cepillo es mejor que sea dibujando pequeños trazos (como barriendo la linfa) y sin presionar fuerte.

Comienza siempre masajeando (trazando) por debajo de la clavícula, desde el interior del pecho hasta los hombros, haz ambos lados.

Seguidamente masajea el cuello y la nuca hacia la clavícula. Después, muy suavemente, hazte un masaje por toda la cara desde el centro de la frente hacia la sien izquierda, desde la nariz hacia la oreja y desde la barbilla hasta debajo de la oreja. Repite el lado derecho. (Toda esta parte no la incluye Brandi Owens pero yo sí la incorporo en mis masajes.) En la cara, si te resulta incómodo utilizar un ce-

171

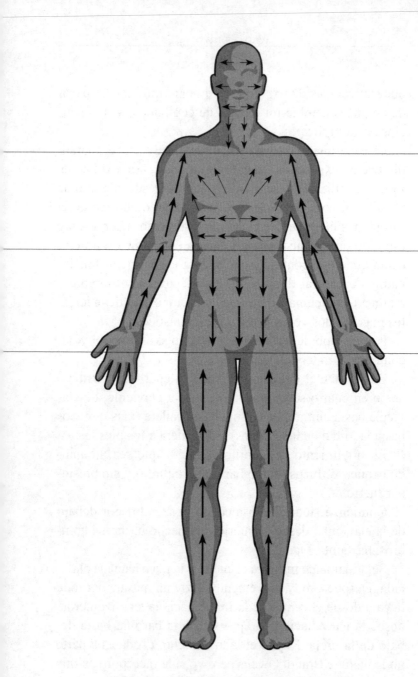

Cómo realizar un cepillado en seco de la manera
más efectiva para movilizar la linfa

pillo tan duro, puedes usar uno más suave, específico para el rostro.

Masajea la mano izquierda por arriba y por abajo, incluidos los dedos. Ve subiendo por toda la parte de arriba del brazo hasta llegar a la clavícula. Luego haz la parte de abajo del brazo desde los dedos hasta la axila.

Seguidamente masajea por encima del pecho izquierdo hasta la axila y bordea la parte baja del pecho hasta la axila.

Ahora masajea desde el centro del abdomen (altura del estómago) hacia el costado y trazando ese movimiento ve bajando por todo el abdomen hasta el ombligo. Después sube por todo el costado, desde la cintura hasta la axila. Quédate un rato extra trazando en la axila.

Alcanza la espalda de tu lado izquierdo y masajea, como puedas (no es fácil esta parte), desde el centro de la espalda hasta el costado y sube hasta la axila.

Ahora repite todo del lado derecho.

Después masajea desde el ombligo hasta el pubis trazando un cinturón por delante y por detrás. Por la parte lumbar llega hasta la línea del coxis

Masajea ahora ambas ingles.

Desde el pie izquierdo masajea los deditos y el empeine y ve subiendo por toda la pierna hasta llegar a la cadera. Haz lo mismo por todo el costado y parte trasera, sube hasta la cadera. Ahora presta especial atención a la parte interna de la pierna hasta llegar a la ingle.

Repite el lado derecho. Ahí termina el masaje.

Al principio te rascará demasiado el cepillo y tu piel se pondrá roja, no te preocupes, es normal. No te hagas el masaje en zonas irritadas, con dermatitis o en varices. Verás que con el tiempo la piel se habrá fortalecido y no reaccionará tanto. Sé suave con estos masajes, si pones demasiada presión bloquearás el efecto que estamos buscando de movilizar la linfa.

Al cabo de unas semanas verás que además de sentirte mejor, la celulitis y grasa comenzará a desaparecer y la piel se volverá más suave (aunque es posible que al principio notes más sequedad, es sólo cuestión de días o semanas).

Verás la sensación tan fantástica que sientes después del masaje. Hazlo cada día, escoge la hora que mejor te vaya. Se puede hacer dos veces al día y los resultados son todavía más extraordinarios.

Cada mes, lava el cepillo con agua y un jabón suave y déjalo secar, si puedes, al sol.

Ejercicio

El cuerpo está hecho para moverse. El ejercicio físico sienta bien. Haz la prueba, cuando te sientas mal, ya sea con dolor de cabeza o espalda, nervioso/a, preocupado/a, sal a caminar, muévete (en la medida que te resulta posible), verás que te sientes mejor luego.

El ejercicio tiene efectos muy positivos para el organismo: aumenta la energía, controla el peso, incrementa la densidad ósea, regula la presión arterial, mejora la resistencia a la insulina y un larguísimo etcétera. Sin embargo, para mí el efecto más extraordinario y positivo que tiene es que nos conecta con la fuerza de vida. Esa fuerza es la misma que utiliza el organismo cuando tiene que superar un desequilibrio.

He practicado ejercicio toda mi vida. He probado muchos tipos distintos: natación, callanetics, pilates, pesas, correr, aeróbics, pero, en mi opinión, ninguno como el yoga.

Practico vinyasa yoga desde el 2005. Me fascinó desde el primer día. Con los años de práctica casi diaria, mi cuerpo y mi mente han ido transformándose.

Cuando me instalé a vivir en la montaña me di cuenta de que los caballos que pastaban por estos campos estaban musculados, fuertes y llenos de vida, y, sin embargo, nunca los veía entrenándose, ni correr. Cada día pasaba a verlos y solamente los veía comer, jugar a ratos, moverse con tranquilidad, y descansar. Esto me dio mucho que pensar ¿cómo es posible que sin hacer un entrenamiento físico fuerte y diario puedan estar tan en forma? Nunca he visto un caballo libre con flacidez o pasado de peso (y eso que, aquí, tienen todo el pasto que quieran a su alcance). Después de meses observándolos me di cuenta de que la clave está en la alineación que tienen con ellos mismos y con su entorno.

No tienen el problema que tenemos nosotros los humanos de desajuste o incoherencia entre nuestra esencia y nuestra personalidad. Esta discordancia es la que nos hace adictos a la comida, tener sobrepeso, enfermar, sufrir de contracturas, hernias discales. La misma que nos hace pasar horas levantando pesas o corriendo sobre una cinta entre cuatro paredes para compensar todos esos desajustes… y aún así no nos vemos mejor que esos caballos que sin esforzarse, sin dejarse el hígado en entrenamientos, gozan de armonía, salud, fuerza y belleza.

En mi opinión el yoga es uno de los mejores ejercicios para conseguir este equilibrio. La palabra yoga significa «unión» entre mente, cuerpo y espíritu. La unión, es sin duda, la clave de sus maravillosos beneficios. La unión e integridad entre lo que pensamos, sentimos y hacemos es la clave de nuestra salud.

A través de posturas y respiración podemos moldear el cuerpo y la mente. No hace falta que llegues a conseguir contorsiones extremas. Hay muchos estilos de yoga (desde suaves a muy dinámicos) y su práctica siempre se lleva a cabo respetando las limitaciones de cada cuerpo y sin ningún tipo de competencia (ni contigo mismo/a).

Para mí el yoga, junto con la alimentación, y la Naturaleza, han sido mis tres grandes maestros para entender que no hace falta machacar el cuerpo con dietas hipocalóricas ni con ejercicios por encima de tus posibilidades, para conseguir lo más preciado: la armonía con nosotros mismos.

Si ya tienes tu ejercicio favorito, adelante con él, sigue practicándolo durante el tratamiento. Muchas personas me preguntan si deben dejar de practicar porque con el cambio de dieta y sin apenas cereales creen que no van a poder aguantar el ritmo. Al principio del tratamiento, es posible que el cuerpo no pueda seguir el ritmo que llevaba cuando le dabas estimulantes como café, azúcar y cereales refinados. Tal vez durante un tiempo tengas que bajar la intensidad o cambiar el tipo de ejercicio. Es posible que más adelante te sientas con la fuerza de antes (y sin los estimulantes), pero también puede que descubras que el tipo de ejercicio que hacías está por encima de tus posibilidades sin esa alimentación del pasado llena de estimulantes.

Si no te atrae el yoga, y tampoco tienes predilección por ningún tipo de ejercicio, escoge el que menos te desagrade y seguramente si te acostumbras a practicarlo acabará gustándote, por la sencilla razón de que te aportará bienestar. Posiblemente al haberte activado con un tipo de ejercicio te llevará a querer probar nuevas actividades y, tal vez, descubras una pasión.

Es más efectivo hacer algo de ejercicio suave con constancia que darte una paliza una vez cada muchos días.

Créate una disciplina. Verás cómo te lo agradece el cuerpo.

La disciplina tiene mala fama, se asocia con rigidez, imposición... Y sí, sin duda, puede implicar esas cosas si se utiliza como piloto automático para atravesar la vida sin sentirla. Es esa disciplina que marca una vida por obligación, porque «hay que hacerlo».

A mí me motiva la disciplina reparadora, la que sirve para transformar hábitos tóxicos corporales, emocionales y de pensamiento, en desapegos. La que ayuda a focalizar la energía y aporta fuerza. Esa que es voluntaria y nace de la conciencia.

En un principio, romper inercias siempre implica un esfuerzo... pero el cuerpo es tremendamente agradecido y en cuanto percibe que esa particular disciplina le está aportando beneficios y expansión, sin ninguna duda la reclama y desde ahí se convierte en un placer. Es la disciplina que va íntimamente unida a la autoestima. Al respeto por uno mismo.

Miedo

Algunas mujeres han pasado tanto dolor vaginal debido a la candidiasis que tienen miedo a tener relaciones sexuales, a pesar de sentirse bien al finalizar el tratamiento. Ese miedo genera que la musculatura vaginal se contraiga, causando dolor en las relaciones sexuales. Es un pez que se muerde la cola: el miedo genera dolor y el dolor genera miedo.

En muchas conversaciones con estas mujeres, el denominador común del dolor ha sido que la penetración no ocurre en el momento adecuado. O sea, el cuerpo de la mujer tiene que estar preparado para el momento de la penetración: tiene que haber excitación sexual, con una buena lubricación. Sin embargo, cuando una mujer está preocupada por si le va a doler, es difícil que se entregue al momento. Esto contrae la musculatura vaginal, impide la buena lubricación y por consiguiente es más posible que sienta dolor en el momento de la penetración. De nuevo, se genera una retroalimentación del miedo y dolor.

Es importante que no evites las relaciones sexuales, si te apetecen y sobre todo si ves que tu zona genital está bien (sin sequedad, ni irritaciones). Sin embargo marca tú el tiempo, si no sientes que tu cuerpo está preparado para la penetración, no la tengas; procura relajarte y centrarte en el momento; utiliza aceite para facilitar el momento; ten paciencia, trátate con cariño y respétate.

Si a pesar de todo sigues con dolores y sin poder tener relaciones, te sugiero que visites a un fisioterapeuta de suelo pélvico. Este tipo de fisioterapia te puede ayudar a resolver contracturas crónicas vaginales.

En otro casos, el miedo aparece cuando se acerca el momento de introducir alimentos. En otras palabras, cuando se bajan las barreras y existe, de nuevo, la posibilidad de alimentar a las cándidas. En estos momentos la mente puede jugar una mala pasada recordando los malos momentos del pasado.

Así le ocurrió a P. N. Vino a consulta con un historial de 17 años de candidiasis vaginal y en los últimos años también oral. Durante estos años pasó por épocas con infecciones muy fuertes y dolorosas.

Cuando vino a consulta llevaba unos meses sintiéndose muy mal. Su recuperación fue magnífica desde el principio. En seis semanas, entre la primera y segunda visita, sólo con la dieta y nutrientes perdió 8 kilos, recuperó su energía, dejó de tener estreñimiento, la piel le mejoró, volvió a sentir los ojos hidratados y dejó de tener dolores intestinales.

Al comenzar los antifúngicos tuvo un pequeño bache (reaparecieron algunos síntomas) que superó, sin problemas, en una semana.

En la tercera visita, aparte de mantener todas las mejoras conseguidas, sus menstruaciones se regularon y dejaron de ser dolorosas, además de perder un par de kilos más.

Entonces le recomendé comenzar a probar la fru-

ta. A pesar de que para entonces le apetecía mucho, se mostró con dudas y miedo. En ocasiones esta reacción puede indicar que realmente todavía no es momento, pero en su caso se podía apreciar la contradicción entre su bienestar físico y su mente haciéndola dudar. En estos casos, siempre y cuando los síntomas hayan desaparecido, animo a seguir adelante para que la persona se pueda demostrar a sí misma que o bien sólo es un miedo infundado, o bien, si vuelven a brotar ligeramente las cándidas, retomando la dieta estricta y dejando pasar unos días todo vuelve a ponerse en su lugar.

Así fue con P. Le insistí que probara la fruta a pesar del miedo. La prueba le sentó mal, volvió a sentir molestias genitales. Hablando detenidamente del tipo de molestias que sentía quedó claro que había amplificado los síntomas. Lo que era un ligero picor, lo había puesto tan en observación, que se había convertido en un imaginario brote de cándidas.

Cualquier parte del cuerpo puede picar y no pasa nada, uno no se preocupa porque le pique puntualmente un ojo o una mano… y, sin embargo, cuando se han tenido hongos, sentir picor genital, es entrar en pánico. Hay que trabajar este miedo y no dejarse llevar por él. Le insistí a P. que siguiera probando la fruta a pesar de esas ligeras molestias. Cuando se relajó y entendió que, aunque las cándidas se alborotaran, tenía la opción de volver a dejar la fruta y a seguir unas semanas más con la dieta sin mayores consecuencias, dejó de sentir síntomas.

A partir de ese momento le pauté la introducción del resto de alimentos y en la siguiente visita le di el alta. Se sentía ya bien y con la confianza de haber superado un obstáculo.

Si sientes miedo al introducir alimentos piensa que el tratamiento te ha servido no sólo para superar la candidiasis sino también para aprender nuevos hábitos de alimentación y de vida. En otras palabras, difícilmente vas a volver a las costumbres que, posiblemente, te llevaron a una candididasis.

En segundo lugar, aunque al introducir fruta volvieran a aparecer los hongos, no pasa nada. Vuelve a la dieta un par de semanas más, toma un bote de antifúngico y luego prueba de nuevo.

Si en el futuro volvieras a tener hongos, ahora ya reconoces los síntomas, entiendes lo que está pasando y puedes poner remedio de inmediato con el tratamiento. Si has logrado superar una infección crónica que ha estado contigo muchos años ¿cómo no vas a superarla en cuanto se manifeste?

El problema de la candidiasis no es en sí la infección sino que no se frene a tiempo cuando aparece. Pero ahora ya tienes herramientas y sabes cómo controlarla y eliminarla, así que relájate y no le tengas miedo.

Preguntas más frecuentes

Soy delgad@ ¿perderé peso con esta dieta?
En general, sólo pierden peso las personas a las que les sobra. Podría ser que, aún siendo delgad@, pierdas un poco al principio cuando pases por la desintoxicación. Lo más habitual es que el cuerpo encuentre su peso más cómodo para poder llevar a cabo la recuperación.

¿Por qué se necesita tanto tiempo cuando hay productos que dicen curar los hongos en cuestión de semanas?
Porque no estás haciendo un tratamiento únicamente para curar la candidiasis. Estás aprendiendo nuevos hábitos de alimentación y de vida y eso toma tiempo.

¿Por qué no puedo tomar estevia?
En este tratamiento uno de los objetivos clave es superar adicciones alimentarias. Una de ellas es la adicción al sabor dulce. La estevia, aunque sea un edulcorante más sano que el azúcar, es dulce y te mantiene viva la necesidad de consumir ese sabor.

Las adicciones mejor no reemplazarlas, sino superarlas.

¿Puedo romper la dieta puntualmente?
Mejor que no. Romper significa retroceder en el camino

andado. Lo puedes comprobar: cuando rompes la dieta vuelven los síntomas, en mayor o menor grado.

¿Hacer el tratamiento significa que no voy a volver a tener hongos?
No. Este tratamiento no es una vacuna. Cualquier persona está expuesta a desarrollar una candidiasis. Sin embargo, con el tratamiento aprenderás a corregir los hábitos de vida que han contribuido a desarrollar la infección y aprenderás también a conocerte mejor. Estos dos factores te ayudarán a que sea más difícil volver a desarrollar una candidiasis.

¿Qué pasa si tengo que tomar un antibiótico durante el tratamiento?
Procura tomarlo sólo en el caso de que sea totalmente necesario. De todas formas, si no puedes evitarlo, no te preocupes porque al estar haciendo el tratamiento estás protegiendo a tu cuerpo del crecimiento de las cándidas.

He tenido un brote a los meses de estar haciendo el tratamiento ¿es normal?
Puede ser normal. Lo primero que tienes que hacer es valorar si ha podido pasar algo para tener este brote. Por ejemplo, mira si has roto la dieta de alguna manera, si estás durmiendo menos, si tienes más estrés. Si es así, corrige lo que sea necesario y deja que el organismo vuelva a encontrar su centro.

Por otro lado, tal vez sea sólo una reacción al cambio de antifúngico. En este caso, reduce la dosis, espera unos días a estar mejor y vuelve a subirla.

He tomado los tres meses de antifúngicos y aún tengo molestias ¿significa que todavía tengo hongos?

No necesariamente. Los tejidos quedan dañados y durante un tiempo se pueden seguir sintiendo síntomas aunque de forma menos intensa.

No puedo comprar ecológico ¿hará igualmente efecto el tratamiento?

Sí, igualmente te puedes recuperar pero, sin duda, cuantos menos químicos y hormonas le des a tu cuerpo, mejor.

Aunque no tengas acceso a toda la comida ecológica, compra en base a tus posibilidades.

¿Mi pareja tiene que tratarse también aunque no tenga síntomas?

No. Nunca he tratado a las parejas de las personas que han pasado por mi consulta. La candidiasis no es una enfermedad de transmisión sexual, ni se contagia en el día a día por compartir vaso o por besarse. La candidiasis se desarrolla, y sólo se contagia, a través de relaciones sexuales, si la otra persona está con las defensas bajas. Por eso, cuando haces el tratamiento y te fortaleces, aunque tu pareja tengas hongos, tú no deberías contagiarte y esa es la razón por la que nunca he trabajado con las parejas de las personas a las que he tratado.

¿Cuántos huevos se pueden consumir a la semana?

Los que quieras, pero, al igual que la carne, mejor que sean ecológicos. Este alimento siempre ha causado respeto y ha tenido su consumo muy limitado. No es cierto que comer huevos aumente el nivel de colesterol. Esto es un mito que ya ha sido muchas veces demostrado falso.

185

Otro miedo respecto a este alimento es el daño que le puede causar al hígado. No veo un peligro el poder llegar a comer un exceso de huevos porque el organismo, muy sabiamente, tiene una defensa natural al consumo excesivo de proteína y grasa. Un exceso de estos alimentos supondría un grave peligro para la salud y por eso el organismo siente náuseas y rechazo de inmediato si nos pasamos con su ingesta. Es muy difícil empacharse de carne o huevos, el cuerpo, simplemente, no lo permite.

Si no se pueden consumir lácteos ¿cómo obtengo el aporte de calcio?
Piénsalo, el Ser Humano ha sobrevivido miles de años sin vacas. Si la naturaleza sólo nos proporcionara calcio a través de la leche, las vacas nos hubieran acompañado desde nuestros primeros días de vida en el Planeta y no ha sido así. Nuestra convivencia con ellas es relativamente nueva en el contexto de la historia de la Humanidad.

La leche y sus derivados es cierto que contienen mucho calcio pero nada de magnesio (un mineral muy importante para ayudar a absorber el calcio a los huesos). El calcio que no se deposita bien en los huesos queda almacenado en tejido blando produciendo calcificaciones (en pechos, articulaciones, piedras, vesícula etc) y endurecimiento de las arterias.

Los alimentos que vienen de la tierra contienen calcio. Los vegetales, frutos secos y semillas, además de ser una buena fuente de este mineral, contienen magnesio (mineral muy importante para absorber el calcio). Con esta dieta antifúngica difícilmente vas a tener deficiencia de calcio. Aparte de que vas a comer alimentos ricos en calcio, las sustancias que vas a retirar como los azúcares, gluten y café son sustancias que le roban este mineral al organismo.

186

Últimas palabras

Ha llegado el momento de cerrar el libro y que comiences a poner en práctica todo lo leído. Ahora empieza lo mejor.

Escribir este libro ha sido una experiencia preciosa... un sueño hecho realidad.

Espero que su lectura te haya cambiado la visión de la candidiasis y que sientas ganas de ponerte manos a la obra, no sólo para sentirte mejor sino para disfrutar del camino.

Dentro de ti hay una inmensidad de bienestar y salud palpitando, deseando ser reconocida. Espero que este libro te lleve hacia ella.

Mis mejores deseos.

Bibliografía

Campbell, Mia: *The 10 day skin brushingdetox,* Coo Farm Press, 2016.

Crook, William G.; *The yeast connection handbook*, Professional Books, 1997.

Dispenza, Joe; *Deja de ser tú*, Urano, 2012.

Dispenza, Joe; *El placebo eres tú*, Urano, 2014.

Hoffer, A. Y Walker, M.; *La nutrición ortomolecular*, Ediciones Obelisco, 1998.

Holford, Patrick; *La biblia de la nutrición óptima*, Ediciones Robinbook, 1999.

Murray, Michael T.; *Chronic candidiasis. The yeast syndrome*, Prima Publishing, 1997.

Myss, Caroline; *Anatomía del espíritu*, Plural, 2000.

Myss, Caroline; *La medicina de la energía*, Espiritualidad Zeta, 2011.

Northrup, Christiane; *La sabiduría de la menopausia*, Urano, 2009.

Northrup, Christiane; *Cuerpo de mujer, sabiduría de mujer*, Urano, 2010.

Pert, Candace; *The science of golf and life*, e-book, 2013.

Pert, Candace; *Molecules of emotion: The science behind mind-body medicine*, Simon & Schuster, 1999.

Pert, Candace; *Everything you need to know to feel go(o)d*, Hay House, 2006.

Roberts, Arthur J. Et al.; *Nutricéuticos*, Ediciones Robinbook, 2003.

Rogers, Sherry A.; *Tired or toxic?*, Prestige Publisher, 1998.

White, Erica; *Beat Candida Cookbook*, Thornsons, 1999.

CANDIDIASIS CRÓNICA
Cala H. Cervera

La candidiasis crónica, más allá de la conocida candidiasis vaginal, es un trastorno que puede involucrar a diferentes partes del organismo y que afecta a muchas personas sin saberlo. ¿Sufres de síntomas crónicos inexplicables? ¿Las pruebas y analíticas médicas que te han hecho no revelan nada? ¿Te han dicho que tus síntomas son fruto de la ansiedad, del estrés o de la depresión que «supuestamente» padeces? ¿La única solución que te proponen los médicos son ansiolíticos o antidepresivos? Si es así, es probable que, al igual que muchas otras personas, y sin saberlo, tú también puedas sufrir de candidiasis crónica.

Candidiasis crónica es un revolucionario libro que te abrirá los ojos a un nuevo concepto de salud y enfermedad a partir de un trastorno muy extendido, pero poco conocido.

* Descubre si tus síntomas crónicos pueden indicar que padeces de candidiasis.

* Cómo se relacionan trastornos como las migrañas, los ataques de pánico, la hipoglucemia, el «colon irritable» y otros muchos con la infección por cándidas y cómo tratarlos.

* Conoce qué tipo de tratamiento (alimentación, nutrientes, antifúngicos, etc.) necesitas para combatir la candidiasis crónica.

Además, este libro propone unas dietas orientativas, un apéndice con las preguntas más frecuentes de los afectados y un listado de productos naturales adecuados para el tratamiento.

LA NUTRICIÓN ORTOMOLECULAR
Cala H. Cervera

Cala H. Cervera nos revela en este libro que la salud y la enfermedad tienen una raíz común: nuestra alimentación. Nos propone consejos para recuperar o mejorar nuestra salud, y diseña tratamientos para algunos de los desequilibrios físicos y mentales más comunes de hoy en día, trastornos que la medicina convencional no logra resolver eficazmente.

Cala H. Cervera es la pionera en España de esta revolucionaria terapia, la nutrición ortomolecular, basada en un principio fundamental muy sencillo: somos lo que comemos, lo que absorbemos y cómo hacemos uso de ello. Este libro explica de forma sencilla y amena cómo utilizar la nueva medicina del siglo XXI para obtener una salud óptima.

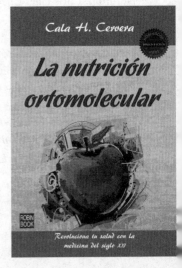